Répertoire complet

ET ANALYSE

DES DIVERSES MÉTHODES DE TRAITEMENT

APPLIQUÉES AU

CHOLERA-MORBUS

en France et dans les pays étrangers.

Répertoire complet

ET ANALYSE

DES DIVERSES METHODES DE TRAITEMENT

APPLIQUÉES AU

CHOLERA-MORBUS

en France et dans les pays étrangers;

Avec une description des symptômes, de la marche, des diverses
formes de la maladie et des lésions cadavériques qu'elle laisse après elle.

PAR

CH. FRAISSE ET F. FRANÇOIS,

ATTACHÉS EN PERMANENCE A L'UN DES BUREAUX DE SECOURS
PENDANT L'ÉPIDÉMIE DE PARIS.

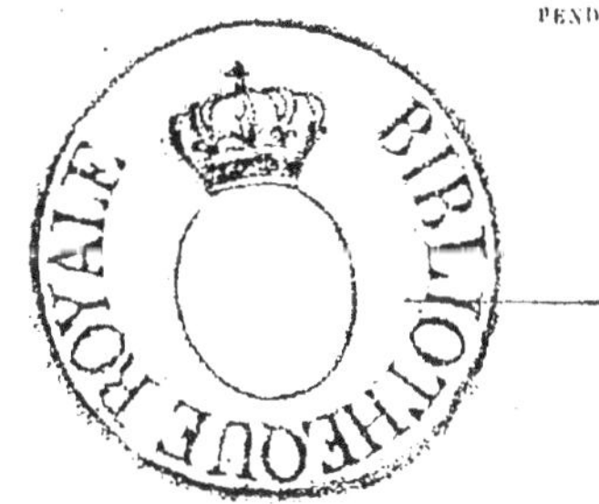

PARIS,

MANSUT FILS, LIBRAIRE,

RUE DE L'ÉCOLE DE MÉDECINE, N° 4.

1832.

PRÉFACE.

Le choléra sévissait à Londres ; on nous disait :
Paris aura son tour. Funeste prédiction justifiée
par tant de funérailles ! Et cependant, niant que le
fléau pût s'étendre jusqu'à nous, quelques hommes
accueillaient par une censure amère les mesures
de salubrité que conseillait la prudence ; il s'en
trouva même pour prouver à qui voulut le croire
que, désormais bornée à l'Angleterre, l'épidémie
ne pourrait franchir la ligne géographique qu'ils
se plaisaient à tracer autour d'elle. Imprudens so-
phistes que l'évènement devait bientôt démentir !
Paris fut envahi, et, dans cette invasion subite et
proclamée impossible, se trouve un enseignement
pour les villes épargnées jusqu'à ce jour.

Acteurs jetés au milieu de cet épouvantable
drame, livrés aux seules chances de nos inspirations, nous ne tardâmes pas à chercher ailleurs

qu'en nous-mêmes des ressources contre un mal auquel nous n'avions point connu d'analogue jusqu'alors.

Nous entourant aussitôt de tous les ouvrages publiés sur la maladie que nous étions appelés à combattre, nous entreprîmes un travail long et pénible, et dont la première ébauche nous devint utile à travers toutes les incertitudes de la pratique.

Nous ne dirons point, selon l'usage, que, rédigé pour nous seuls, condamné d'abord à ne pas voir le jour, cet ouvrage ne paraît qu'à la sollicitation pressante de quelques amis : il nous avait semblé, dès le principe, d'une utilité trop incontestable pour qu'il nous fût permis d'hésiter à le jeter dans le monde médical. Les motifs où nous avons puisé l'idée de l'entreprendre subsistent encore pour le plus grand nombre des médecins des départemens. Comme nous, ils chercheront un guide, alors que le jour de la crise sera venu, et moins heureux peut-être, ils ne pourront rassembler les documens épars dans une immense quantité de volumes.

L'époque à laquelle nous avons ajourné la publication de ce livre nous a permis de lui donner une extension qu'il ne nous semblait pas comporter d'abord. Les travaux les plus récens y sont consignés; le Rapport de l'Académie y trouvait naturellement sa place, et la lecture de ce résumé de l'histoire thérapeutique de l'épidémie prouvera si nous avons su justifier le titre de *Répertoire complet* donné à notre ouvrage.

De nombreux documens statistiques nous restent; chaque jour nous en apporte de nouveaux. Une multitude de notes sur des traitemens particuliers et inédits sont en nos mains; nous recevrons celles que les praticiens de province jugeront à propos de nous adresser (1); et dans une seconde partie, complément de celle-ci, où tous ces matériaux seront rassemblés, nous reviendrons avec plus de détail sur l'analyse critique des méthodes diverses exposées dans le volume que nous publions aujourd'hui.

(1) *MM. Fraisse et François,* chez M. Mansut, libraire, rue de l'École-de-Médecine, n° 4 (*affranchir*). Cette seconde partie paraîtra incessamment.

CHOLÉRA-MORBUS

ÉPIDÉMIQUE.

NATURE DE LA MALADIE.

Des opinions émises sur la nature du choléra-morbus, aucune n'est justifiée par des faits et des preuves de quelque valeur. Cette difficulté de pénétrer jusqu'à la cause première se présente d'ailleurs dans toutes les affections. En effet, pour connaître la nature d'une maladie, il faudrait comprendre la vie; et que savons-nous sur l'être vivant? On désigne par ce nom celui qu'on voit sentir, penser, agir à des degrés divers, et dont les parties solides ou fluides s'organisent, se meuvent sous une forme, une couleur déterminées et constantes; mais tous ces phénomènes appréciables ne sont que des effets, et la cause qui les a produits se dérobe aux efforts des intelligences les plus élevées. De même, pour l'état *maladif*, nous saisissons les modifications qu'éprouvent la composition des solides, le cours des fluides, l'exercice de l'intelligence, sans pouvoir remonter à l'élément générateur de ces désordres.

Dans le choléra-morbus, il y a de plus incertitude sur la partie qui sert de point de départ aux phénomènes morbides ; chacun des organes importans qu'on fait ordinairement intervenir à rendre compte d'une prompte destruction de la vie a été cité pour expliquer la rapidité de la mort de ceux qui en sont atteints.

Quelques observateurs qui, au milieu du groupe effrayant des symptômes, ont distingué ceux qui dépendent plus spécialement de l'appareil nerveux, frappés de l'existence simultanée de crampes, de suffocation, de stase de la circulation, avec l'intégrité des facultés intellectuelles, en ont conclu que l'affection avait son siége principal dans la section rachidienne du centre cérébro-spinal.

D'autres soutiennent que c'est dans une inflammation des ganglions sympathiques qu'est la source du mal ; et le trouble profond de toutes les fonctions auxquelles cette partie du système nerveux préside, ou sur lesquelles il exerce une influence, telle que l'extinction de la voix, l'angoisse épigastrique, les désordres du tube digestif, est cité par eux à l'appui de cette opinion.

Le défaut d'hématose, dans le choléra, a fait dire à plusieurs auteurs qu'il était le résultat d'un empoisonnement miasmatique, dont l'action délétère s'exerçant sur le poumon, lui enlevait sa faculté oxigénante. Pour d'autres, l'altération du fluide préexiste, et est elle-même cause déterminante du trouble respiratoire, tandis que M. Magendie assure que c'est à la faiblesse du tissu des ventricules, devenus impuissans à chasser le sang dans tout le cercle vasculaire, qu'il faut l'attribuer. On a aussi voulu ne voir dans le choléra qu'un accès de fièvre pernicieuse algide ; cette assertion, appuyée sur de nombreux traits de ressemblance, a, comme les autres, son degré de probabilité. Enfin, le chef de l'école physiologique et ses partisans ont reconnu dans le choléra une des formes si nombreuses de l'inflammation gastro-intestinale.

Il n'est pas une de ces idées qui ne compte parmi ses partisans des hommes de science et de conviction ; tous ont des faits à rapporter, des raisonnemens spécieux à faire valoir. Que conclure de là ? qu'au lieu de se consumer en recherches vaines, en stériles discussions, il faut étudier avec soin les symptômes généraux appréciables, ceux qui se passent dans le plus grand nombre d'organes à la fois. Nous signalerons :

1° Le désordre nerveux dans toute la périphérie du système, dans toutes les ramifications terminales des cordons, quel que soit le centre d'où ils partent, cérébral, spinal ou ganglionnaire ;

2° La disparition du mouvement circulatoire de la circonférence au centre, coïncidant avec une diminution notable de la masse totale du sang et de quelques uns de ses principes constituans ;

3° La cessation de la chaleur , non seulement à l'extérieur , mais encore aux parties internes , sur les muqueuses aussi bien que sur la peau ;

4° La formation , aux dépens de toute l'économie, d'un liquide séreux blanchâtre qui reflue sur le tube digestif.

Ces quatre phénomènes dominent certainement dans la maladie, et sans vouloir faire jouer aux uns par rapport aux autres le rôle de cause et d'effet, on peut dire que le désordre de l'innervation paraît le plus important.

Sans doute qu'une pareille divergence d'opinions sur la véritable nature du mal est affligeante, puisque pour le médecin la théorie sert plutôt encore à justifier le traitement qu'à expliquer les symptômes. Mais qu'on ne se flatte pas de voir arriver tous les bons esprits à la même conviction sur ce point de la science assez obscur pour se prêter à une foule d'explications hypothétiques ; et, d'ailleurs, si, comme cela n'est malheureusement que trop probable , il n'existe pas contre le choléra de ces remèdes spécifiques applicables, avec de légères modifications , à tous les cas indistinctement, s'il faut se borner à diriger le travail de la nature en lutte contre le mal , et à contenir les efforts qui l'épuisent, c'est-à-dire à faire la médecine des symptômes ; n'est-il pas bien que d'habiles praticiens essaient, dans des voies diverses, de parvenir à ce résultat? Le mal frappe si vite et de tant de manières, qu'on ne peut avoir à sa disposition trop de moyens de lui résister. C'est un des motifs qui nous ont engagés à entreprendre cet ouvrage.

MODE DE PROPAGATION.

Qu'une maladie, partie de l'Inde, où elle est endémique, décime les populations en s'étendant sur une ligne vague du sud-est au nord-ouest, c'est un fait que nul ne peut contester. Le choléra n'est donc plus une maladie individuelle, *sporadique,* c'est une maladie de peuple, une *épidémie.*

Si l'on se demande maintenant à quoi tient ce fléau qui vient frapper d'accidens et de mort semblables, hommes, femmes, enfans, vieillards, au milieu des circonstances de temps et de lieu les plus diverses, on est nécessairement conduit à penser que la conformité des phénomènes est produite par une cause identique, par un agent toujours le même.

Mais cet agent morbifique, où le trouver? Comme toutes les parties qui entrent dans la composition d'un être vivant, et lui deviennent propres en vertu de la puissance organisatrice, les corps simples, les composés, les principes immédiats, n'en restent pas moins unis aux élémens extérieurs où se puisent sans cesse les matériaux du mouvement de recomposition; faut-il croire que c'est dans ces élémens de la vie communs à tous les hommes qu'est l'origine d'un mal auquel les plus robustes résistent, et qui détruit ceux qui sont faibles et mal disposés? Autrement, l'agent morbifique s'est-il primitivement développé chez un individu malade, avec la funeste propriété de se transmettre à ceux qui sont en contact avec lui, ou qui vivent dans une atmosphère saturée de ces émanations? En un mot, y a-t-il épidémie simple, contagion ou infection? C'est là-dessus que roulent les interminables disputes soulevées à l'apparition de toutes les maladies populaires, et qui se renouvellent aujourd'hui sans beaucoup d'espoir d'y trouver une solution définitive.

Le nombre d'hommes qui ont approché des cholériques, qui ont respiré leur haleine, qui ont eu leurs vêtemens imprégnés des fluides d'évacuation, les mains trempées de leur sueur, sans ressentir les moindres atteintes du mal, est si considérable, qu'il établit contre la contagion un degré de probabilité suffisant à beaucoup d'esprits. Comment appeler contagieuse, disent-ils, une maladie que tant de contacts ne transmettent pas, tandis qu'elle vient frapper en même temps des milliers d'hommes sans communication entre eux? Si tel était son mode de propagation, pourquoi dans les hôpitaux, où les cholériques, entassés par centaines, devraient développer un foyer mortel d'infection, n'a-t-on pas vu les gens de service vivant sous cette influence périr en proportion plus grande que les habitans de la ville? Et lorsque l'affection paraît s'être transmise du malade aux personnes qui l'entourent, n'est-ce pas alors la peur plus que la contagion qui en est la cause? En Russie, des criminels obtinrent leur grâce, sous engagement par eux pris de coucher dans des lits où étaient morts des cholériques; quoique ceux où on les fit mettre n'en eussent jamais contenu, l'appréhension fut si forte que tous furent malades, et que plusieurs même moururent.

D'une autre part, les contagionistes ne manquent pas de faits en leur faveur; ils citent surtout cette marche non interrompue de l'épidémie, depuis l'Inde jusqu'à nous. Les caravanes de marchands, les émigrations de fuyards et de pèlerins, les mouvemens des corps de troupes expliquent seuls, à leurs yeux, la communication progressive. Le choléra n'existait pas en Russie; une armée, envoyée aux frontières de la Perse, revient dans l'intérieur, amenant des malades avec elle, et on ne tarde pas à signaler sa présence sur divers points de l'empire.

Exempte du fléau jusqu'à l'époque de la lutte héroïque dans laquelle elle a succombé, la Pologne en fut atteinte dès que les armées russes ravagèrent son territoire. Des ports de la Prusse, il fut transporté à Sunderland par les communications maritimes. Si Paris a été atteint avant les points intermédiaires, c'est que les Polonais s'y sont réfugiés par masses, et qu'il est le séjour préféré des voyageurs anglais.

Les exemples de transmission par les individus et les vêtemens se trouvent aussi en grand nombre dans les écrits et les récits des personnes qui ont observé la maladie, déjà prévenues pour la contagion. Au dire de M. Delpech, presque tous les médecins anglais partagent cette croyance depuis que le choléra existe chez eux. Le même auteur rapporte qu'une femme, fripière, qui mêlait sans scrupule des dépouilles de cholériques aux vêtemens de son étalage, fut victime de sa cupidité, aussi bien que la plupart des personnes dont elle avait trompé la confiance. On sait aussi, et nous avons été à même de le constater à Paris, que des individus chez lesquels l'examen le plus judicieux n'avait fait découvrir aucun indice de prédisposition, ont succombé en donnant des soins à des cholériques.

Cependant, malgré tous ces faits et d'autres encore, qu'on se garde bien de conclure à la contagion; car, comment distinguer en pareille circonstance si c'est le contact ou l'influence épidémique qui agit? Quoique l'appréciation du calorique, l'a-

nalyse de l'air, des boissons, des alimens, n'aient
jusqu'ici rien démontré de particulier aux lieux où
le mal sévit, on n'est pas pour cela en droit d'affirmer qu'ils n'ont subi aucune altération. Qui ne
sait combien ces moyens d'estimation sont inexacts
et imparfaits? qu'il n'existe aucune bonne méthode
électro-métrique, que l'air le plus pur, recueilli sur
les hauteurs d'une montagne, ne diffère pas pour
le chimiste de l'air infect d'une salle d'hôpital ou
d'amphithéâtre? Cependant, leur action sur l'économie est loin d'être la même. Appelons l'attention
et les travaux des hommes instruits sur ces questions importantes. Il serait désespérant de penser
que la science doit les laisser à jamais sans ré-
ponse.

Jusque là le problème ne peut être résolu que
par un calcul de probabilité vaste et compliqué.
Nous le répétons, la masse des faits négatifs à la
contagion du choléra est immense. Il ne nous est
pas permis d'assurer qu'il ne se soit jamais présenté
sous cette forme; mais, observateurs attentifs de
ce qui s'est passé à Paris, nous avons vu notre
croyance à l'opinion contraire s'affermir à mesure
que l'épidémie suivait son cours. Que ne pouvons-
nous en donner de ces preuves qui persuadent et
entraînent les esprits! Nous serions d'autant plus
heureux de propager cette conviction, que la répugnance de beaucoup de gens à soigner les cho-

lériques nous a fait plus d'une fois déplorer l'imprudente facilité avec laquelle des faits incertains ont été donnés au public comme des preuves évidentes de contagion. Dans le but de rassurer les personnes intimidées par ces bruits, nous avons, vers le milieu d'avril, fait à la commission centrale sanitaire la proposition (qui, à notre regret, ne fut pas acceptée) de répéter toutes les expériences déjà pratiquées de l'inoculation du sang et des fluides d'évacuation, et, de plus, de partager le lit d'un cholérique à la période algide jusqu'à l'issue de la maladie.

Un moyen autrement plus efficace d'éclaircir cette grave question serait une statistique consciencieuse de l'épidémie de Paris (1). Il faut savoir, jour par jour, sur quels hommes et dans quels lieux elle a plus particulièrement sévi ; il faut apprécier, par le résultat d'un grand nombre de faits, pour quelle part la position de fortune, les boissons, les alimens, l'habitation, les habitudes ont pu être dans les causes déterminantes. Par là, on trouverait quelque chose de positif sur l'hygiène préservatrice des maladies populaires, et on arriverait à diminuer ces influences destructives des forces de la vie, qui font de la grande partie de la population une

(1) Ce travail, pour lequel nous avons recueilli un grand nombre de matériaux, paraîtra dans la deuxième partie.

matière première permanente pour une nouvelle épidémie ou pour une récrudescence de celle qui s'achève.

DESCRIPTION DES SYMPTOMES.

Quand on approche d'un malade couché à la renverse, suffocant, *angoissé*, dont le pouls est filiforme ou insensible à la radiale, petit et fréquent à la carotide, qui a la peau bleue, froide, ridée aux extrémités et à la face, les yeux entourés d'un cercle noir et affaissés, les joues creuses, les traits tirés de manière à lui donner un masque effrayant et caractéristique; que ce malade agite lentement ses membres tourmentés par des crampes douloureuses et couverts d'une sueur visqueuse et profuse; que, dévoré d'une soif ardente, il n'urine plus, et évacue, par les selles et les vomissemens, un liquide abondant, séreux et blanchâtre; qu'il écoute avec une curiosité avide et intelligente les questions du médecin, auquel il répond d'une voix cassée, éteinte, *soufflée*, il est permis d'affirmer que c'est un cholérique qu'on a sous les yeux. Nulle autre affection ne présente un tableau assez semblable à celui-là pour induire en erreur. Mais il faut dire que cet état cruel, et qui menace le malade d'une mort prochaine, est le point culminant du choléra, *la période algide.* On passe, pour y arriver, et pour en sortir, par une série d'accidens qu'il importe de faire connaître.

Dans quelques circonstances, c'est par la section supérieure du canal alimentaire que le mal s'est d'abord manifesté. Alors les premiers signes sont des nausées suivies de quelques vomituritions; la gorge est brûlante, quoique la langue reste humide et épaisse; il y a constipation; la physionomie porte l'empreinte de la terreur, et les forces sont prodigieusement abattues. Après un pareil début, les symptômes caractéristiques de la période d'asphyxie ne se font pas long-temps attendre. La scène s'ouvre alors par des crampes aux extrémités supérieures.

Chez les individus d'un tempérament nerveux et nullement disposés aux affections gastriques, un tournoiement de tête, un état d'étonnement et de stupeur annonçaient seuls l'invasion du choléra.

Le plus souvent, trois jours, huit jours, deux semaines avant d'être frappé, le malade éprouvait des pesanteurs de tête, des vertiges, des éblouissemens, une céphalalgie sus-orbitaire plus ou moins vive, et une sensibilité inaccoutumée au froid. Sans avoir marché il avait des lassitudes dans les jambes. Ses digestions se faisaient mal, elles étaient suivies de borborygmes, de coliques sourdes; presque toujours il y avait de la diarrhée.

Ce premier état constitue la période d'*immi-nence*. Pour beaucoup, la maladie n'a pas eu d'autres suites ; elle a cédé à quelques précautions et à un régime convenable ; mais chez d'autres, par défaut de ces soins , ou malgré ces soins , l'affection passe à la deuxième période. Le malade, qui jusque là avait vaqué avec peine à ses occupations habituelles , sentant les lassitudes et le malaise augmenter, éprouvant le besoin du repos et d'une douce chaleur, se décide à se mettre au lit. Les vomissemens paraissent, la diarrhée augmente, elle devient séreuse-blanchâtre ; il y a du froid, de l'engourdissement, et comme une menace de crampes aux extrémités inférieures ; la figure et la voix restent naturelles.

On voit qu'ici manquent encore ces symptômes qui spécialisent le choléra, la cyanose, l'amaigrissement, les crampes, et surtout cette angoisse, cette asphyxie, cet anéantissement de la vie vraiment caractéristique de la maladie. Cependant quelques uns peuvent s'y joindre isolément ; ainsi nous avons observé assez souvent les crampes survenir dans cet état sans qu'on pût l'appeler du nom de *cholëra*, dont il n'est encore que la *période d'invasion*.

Aux yeux de beaucoup de médecins, cette période constitue, avec la précédente, une maladie distincte qu'ils ont appelée *cholérine*, donnant pour raison qu'elle n'est pas toujours suivie du choléra, et qu'on l'a observée dans des pays qui ont été épargnés par l'épidémie. Ferait-on mieux de n'envisager cet état que comme un choléra au début? Qu'importent, après tout, ces subtiles distinctions, puisque dans les deux cas le traitement est le même. Ce qu'il faut savoir, c'est que cette cholérine ou cet état cholérique se présente sous deux formes différentes: dans l'une, le pouls est fort, il y a turgescence de la face, l'irritation du tube digestif est manifeste; dans l'autre, le pouls est misérable, la face froide, la bouche pâteuse, il y a sentiment de plénitude plutôt que douleur à l'estomac; les symptômes d'évacuation restent communs à toutes les deux.

Cet état dure trois ou quatre jours, quelquefois davantage sans se juger; si les évacuations cessent, le malade marche vers la convalescence, qui cependant ne s'établit jamais qu'avec peine; si elles persistent, le mal empire, les symptômes caractéristiques surviennent, et tout le tableau que nous avons tracé sous le nom de *période algide* se déroule rapidement.

Qu'on sache, pourtant, que les signes précurseurs peuvent manquer, et le choléra débuter par tous les accidens à la fois. On a nié à tort que ce cas se fût jamais rencontré: en voici un exemple dans une observation recueillie par l'un de nous:

Une femme très âgée, madame Dupuis, demeu-
rant rue de Grenelle Saint-Germain n° 46, est atteinte du choléra, et traitée successivement par plusieurs médecins. Celui de nous qui la visita trouva
près de son lit un enfant de douze ans, son neveu,
qui, par une intelligence rare à son âge, et surtout
par les soins empressés et affectueux dont il entou-
rait sa vieille tante, lui inspira un vif intérêt. En
causant, il apprit de lui que sa santé n'était nullement dérangée, quoiqu'il ne s'épargnât pas la fatigue; il conservait son appétit, son sommeil, et
n'avait point de diarrhée.

Le lendemain, sur les neuf heures, cet enfant
tomba malade; visité une demi-heure après l'invasion, le choléra offrait déjà chez lui le haut degré
de la période algide. Sa figure était changée au
point de le rendre méconnaissable. Une teinte
bleuâtre était répandue sur toute la surface du
corps, et la main promenée sur sa peau rapportait
la sensation d'un froid de marbre. Il rendait par
les vomissemens et les selles le fluide séreux blanchâtre. La marche du mal avait été si rapide que,
chose rare même dans les cas les plus graves, il
avait déjà perdu la perception des objets extérieurs. Une de ces femmes généreuses qui, dans ce
temps de calamité publique, au lieu de profiter,
comme tant d'autres, des moyens que leur fortune
leur donnait de fuir ou de s'isoler, recherchaient

au contraire les malades pauvres avec un courageux empressement, était près de lui qui l'interrogeait en vain ; depuis un moment il avait cessé de lui répondre.

Il importait d'agir sur-le-champ. Une longue bande de flanelle fut imbibée d'un liniment ammoniacal camphré, et appliquée sur la colonne vertébrale ; puis, au moyen d'un fer à repasser brûlant, une longue vésication fut déterminée depuis les épaules jusqu'au sacrum ; l'effet en fut prompt, le malade retrouva aussitôt l'usage de ses sens, regarda ceux qui l'entouraient, et se mit à se plaindre. Quelques gorgées de limonade à la glace, un lavement avec douze gouttes de laudanum arrêtèrent les évacuations. Des vésicatoires furent appliqués sur les jambes et les bras. Le pouls reparut ; il survint un peu de réaction, mais la peau ne reprit jamais sa chaleur naturelle. Cette apparence d'amélioration fut de courte durée. Bientôt ce malheureux enfant tomba dans l'état comateux le plus prononcé. Quand on le secouait ou qu'on l'appelait à haute voix, il ouvrait les yeux, témoignait de l'humeur de ce qu'on troublait son repos, et retombait aussitôt dans un profond assoupissement.

Deux applications de sangsues derrière les oreilles, de la glace maintenue sur la tête, des vésicatoires promenés sur tous les tégumens des extrémités inférieures, les boissons d'excitans diffusibles.; rien ne put le tirer de cet état de torpeur dans lequel il mourut, au matin du jour suivant.

En parcourant successivement chacun des traits qui forment l'ensemble du tableau de la période algide, on trouve que :

1° Le facies du malade s'altère d'une manière effrayante ; il vieillit en peu d'instans, *se cadavérise*, et offre au premier coup d'œil un aspect particulier qu'on ne saurait oublier après l'avoir vu une seule fois. En décomposant les traits qui forment cet ensemble, on trouve que la peau est violacée ou bleue dans les cas les plus graves ; tous les enfoncemens sont exagérés et les saillies plus aiguës ; les ailes du nez sont tirées plus qu'on ne le voit ordinairement dans les maladies où ce caractère se rencontre ; l'orbite est cerné d'un enfoncement profond et noir ; entre des paupières médiocrement séparées on découvre un œil affaissé, flétri, terne, d'un aspect comme vitré : l'expression que lui donnait la vie l'a quitté ; il ne lui reste plus que l'aspect des corps inorganiques, auxquels il est semblable par la densité de ses humeurs.

2° La cyanose, plus marquée encore aux extrémités qu'à la face, envahit rarement le tronc ; elle ressemble à celle qui survient chez les personnes qui, par leur état, sont obligées de tenir longtemps les membres plongés dans l'eau froide. C'est une véritable macération de la peau, sur laquelle il se forme des rides, et qui conserve celles qu'on y détermine en la pinçant. La coloration, débutant ordinairement par les lèvres, les ongles et les conjonctives, reste aussi plus long-temps apparente sur ces parties que partout ailleurs. Il importe de l'observer avec attention, parce qu'elle peut servir à marquer les progrès de la maladie dans sa période de croissance et de déclin.

Ce n'est pas seulement la peau qui est devenue bleue ; les nécropsies font voir la même teinte sur les muqueuses, surtout sur celle de la portion abdominale du tube digestif. Elle y est d'autant plus foncée que la mort a été plus prompte, et le mal plus grave. Notre ami, M. Bonnet, a communiqué aux *Archives générales de Médecine* un article où il établit les degrés suivans :

« 1° Dans le plus léger, dit-il, des ramifications violettes rampent entre la couche musculaire et le péritoine ; la membrane muqueuse est à peine colorée, et on aperçoit mieux le sang dans les vaisseaux à l'extérieur de l'intestin qu'à la surface interne ; 2° dans un état un peu plus grave, le système capillaire de la membrane muqueuse présente une teinte noirâtre ou violette plus ou moins prononcée ; il est injecté jusqu'aux dernières ramifications, et sa teinte uniformément répandue se rapproche assez de l'injection cadavérique. Jamais on n'observe des points rouges, radiés, isolés les uns des autres; les arborisations extérieures sont encore plus apparentes que dans l'état que nous avons d'abord examiné; mais la coloration est plus forte sur la muqueuse qu'à l'extérieur du tube digestif; 3° dans un autre degré, la membrane muqueuse, devenue d'un bleu noirâtre, semble avoir été fortement contuse; elle paraît ecchymosée. Cependant, en étendant l'intestin et en le plaçant entre l'œil et le jour, on reconnaît que le sang n'a pas quitté ces vaisseaux. Malgré ces injections, la consistance de la muqueuse n'est pas changée. Enfin, la gangrène paraît être un dernier degré, où la teinte noire existe seule. »

5° Nous avons signalé le désordre de l'innervation comme un des faits dominans. C'est un véritable trouble et non une abolition de cette fonction, comme on a voulu le dire, car il ne peut se comparer à ce qui se passe dans la paralysie. N'est-ce pas à ce phénomène que sont liés les symptômes d'asphyxie et de terreur sous lesquels le malade paraît comme foudroyé? On a parlé de douleurs à l'estomac, de coliques; ces mots nous paraissent peindre mal ce que le cholérique éprouve. Rien dans ses gestes ou dans ses plaintes n'indique une douleur déterminée vers ces parties: anxiété, stupéfaction profonde, voilà véritablement l'expression de son état.

Quant à la suffocation, qui n'est pas la moindre de ses souffrances, elle doit tenir à ce que les poumons, par cessation de l'influence nerveuse, ne continuent plus à assimiler l'air atmosphérique. On sait que, quoique ce fluide entre dans les bronches, ainsi qu'on s'en assure par l'auscultation, il en sort froid, et sans avoir subi les altérations témoignant qu'il a servi à oxigéner le sang. M. Barruel l'a trouvé entièrement semblable à l'air atmosphérique. Suivant M. Davy, dans les expirations cholériques on ne trouve pas le tiers de la proportion ordinaire d'acide carbonique. Ces expériences, faites par M. Rayer, l'ont conduit aux résultats suivans :

Sur les vingt-et-une parties d'oxigène, entrant dans la composition du fluide au milieu duquel vivent tous les habitans de la surface terrestre, quatre sont absorbées par le poumon d'un homme en santé. Chez les malades qui n'arrivent pas à la période algide, la proportion est la même, mais elle diminue à mesure que les symptômes de froid apparaissent. Les gradations qu'on a observées, suivant que cet état se prononçait davantage, ont été, dans une première analyse, de 3 parties 97 c.; de 2 parties 90 c. à la seconde, et 1 partie 94 c. seulement, pour la troisième; enfin, au summum de la période d'asphyxie, l'air revient des bronches avec tout son oxigène.

On doit penser que les crampes dépendent aussi du trouble nerveux ; elles sont très douloureuses, plus fortes en général aux extrémités inférieures qu'aux supérieures, rares au tronc ; parfois elles apparaissent dès le début, et persistent souvent pendant tout le cours de la maladie. On a même vu les muscles agités de ces mouvemens convulsifs lorsqu'on croyait que leur contractilité avait disparu à jamais.

« Le serf Ivan Andrianow, dit M. Sockofou, médecin à Orembourg, mourut du choléra, en deux heures. Aussitôt qu'il eut expiré, on le lava, et l'on s'occupait à l'habiller lorsque éclatèrent dans le cadavre des mouvemens extraordinaires qui causèrent un grand effroi aux assistans. C'étaient des contractions dans les pieds et dans les mains dont la ressemblance avec celles qu'occasione la pile appliquée aux nerfs dénudés, était frappante. D'abord de faibles mouvemens convulsifs commencèrent dans quelques faisceaux isolés, particulièrement au cou et dans les cuisses ; et ces mouvemens, s'étendant vermiculairement, se propagèrent subitement à plusieurs muscles, de sorte que la tête s'inclina, les pieds s'agitèrent, se fléchirent, s'élevèrent. Les contractions durèrent, avec des intervalles, dix minutes, enfin elles devinrent plus faibles, plus rares, et s'éteignirent. » (Brochure de M. Littré).

Des phénomènes semblables ont été plusieurs fois observés à Paris.

4° Des menaces de défaillance, de lipothymie, précèdent et accompagnent la cessation de la circulation, qui a lieu progressivement des embranchemens vers le cœur. Les artères des extrémités inférieures d'abord, puis celles du bras, la temporale, la faciale, la ranine, ne donnent plus que des pulsations filiformes ou deviennent immobiles, tandis que la carotide bat encore ; et dans ces cas, observés par nous un très grand nombre de fois, cette artère nous a constamment offert de 120 à 130 pulsations par minute ; mais les contractions du cœur sont trop faibles pour chasser le sang au-delà de ce point de l'arbre artériel ; celui qu'on tirait des veines dès le début de la maladie, en sortait visqueux, épais et noir. A la période dont nous parlons, il est impossible d'en obtenir par l'incision des veines ou l'application des sangsues. C'est dans ces circonstances qu'on a eu recours à l'artériotomie ; ainsi, la temporale fut ouverte par MM. Gendrin et Récamier, mais ils n'obtinrent que quelques cuillerées d'un liquide rosé et peu fluide. M. Magendie coupa transversalement le muscle crotaphite, à une assez grande profondeur pour ouvrir la temporale et plusieurs de ses branches, sans provoquer l'issue d'une seule goutte de sang.

Cet état de vacuité des vaisseaux chez les cholériques tient à ce que la masse totale du sang a diminué ; car, à l'autopsie, on ne trouve pas, comme
dans les autres cas de mort prompte, l'asphyxie
par exemple , les organes parenchymateux gorgés
d'un fluide qui suinte à chaque section du bis-
touri.

« Lors même, dit M. Bonnet, que cette diminution n'aurait pas été parfaitement démontrée par
l'étude du cadavre, on aurait pu la prévoir, d'après
la quantité et la qualité des évacuations intestinales,
qui seules dépassent de beaucoup la somme des sécrétions ordinaires, et dans lesquelles on ne trouve
pas seulement le sérum du sang , mais encore la
fibrine et l'albumine. »

Diminué de quantité , le sang des cholériques
éprouve encore, dans ses propriétés physiques et
chimiques, des modifications importantes à noter.
Celui des veines se coagule avec rapidité, ne se sépare pas, ou du moins ne se sépare qu'incomplètement en sérum et en caillots ; voici l'analyse
qu'en donne Reid-Clanny :

	Homme en santé.	Cholérique.
Eau.	756	644
Albumine.	121	31
Fibrine.	18	6
Matière colorante.	59	253
Charbon libre.	32	66
Hydrochlorate de soude et de po-tasse, carbonate de soude.	14	»
	1,000	1,000

Nous terminerons ces observations sur le sang par une remarque pratique importante ; c'est que toutes les fois que la réaction ranime les autres systèmes et laisse languir celui de la circulation, il est à craindre que le malade ne meure tout-à-coup au milieu de cette convalescence apparente. Il est des exemples de cholériques, qui, après avoir repris leur vie active, sans que le pouls eût reparu, ne tardèrent pas à succomber, bien qu'ils semblassent, d'ailleurs, avoir recouvré tous leurs droits à l'existence.

5° L'abaissement de la température est un phénomène qui coïncide toujours avec la cessation du mouvement circulatoire. Tout devient froid dans un cholérique, la peau des extrémités, celle de la face, et du nez surtout.

Des matières expulsées fraîches, une haleine glacée, témoignent le même fait pour les parties qui ne sont pas soumises à notre observation. A mesure que le mal fait des progrès, le froid augmente, envahit de plus en plus l'économie, et, avant que la mort arrive, toute chaleur a disparu. La plupart des cholériques, mais non pas tous, comme on l'a dit, désirent les boissons froides ; il arrive souvent aussi qu'après avoir bu à la glace le goût change, et que le besoin de liquides chauds vient à se manifester. On s'est bien trouvé généralement d'écouter leur désirs et de suivre cette indication donnée par la nature.

6° Le tube digestif est sans doute un des organes où se passent les plus graves désordres. Qui n'a remarqué la quantité énorme de fluides évacués? Précédés de beaucoup d'angoisse, les vomissemens d'abord alimentaires, puis bilieux, porracés, deviennent de plus en plus clairs, et finissent par amener le débordement d'un liquide séreux, blanchâtre ; dès lors, ils ont atteint le véritable type cholérique. On a vu tous les symptômes de la maladie coexister, et toutefois les vomissemens ne pas avoir lieu; ajoutons ici que les cas qui se présentent sous cette forme sont des plus dangereux.

Lorsque les selles qui paraissent avant les vomissemens, et durent ordinairement plus qu'eux, ont déterminé l'expulsion des matières stercorales, résidu des dernières digestions, elles ne sont plus formées que d'un liquide séreux blanchâtre, semblable à une décoction de riz très chargée. Les intestins et l'estomac, ouverts après la mort, ont toujours été trouvés remplis de ce fluide où l'analyse reconnaît les sels qui manquent dans le sang. M. O'Shaugnessy dit que l'alcali et le carbonate de soude s'y trouvent surtout en grande quantité. L'albumine et la fibrine y ont été constatées par M. Reid-Clanny.

Il est peu vraisemblable que cette exhalaison excessive dont la muqueuse intestinale est le siége soit le produit de son inflammation. Ni l'éruption papuleuse qu'on rencontre sur l'intestin grêle, ni les plaques que forment les glandes de Peyer, ni les traces peu constantes d'une phlogose gastrique qui, d'ailleurs, dans aucun cas n'est en rapport avec l'intensité de la maladie, ne peuvent donner une explication satisfaisante de ce phénomène.

Quoi qu'il en soit de la cause déterminante, il est évident pour nous que le fluide qui vient inonder le tube digestif se forme aux dépens de l'économie entière. L'amaigrissement rapide, l'affaissement de tous les tissus, la diminution de la masse du sang, en fournissent la preuve. C'est aussi à cette raison qu'il faut attribuer l'inactivité et la sécheresse de tous les organes sécréteurs. L'œil est sans larmes ; jamais les malades ne toussent ni ne crachent ; on a toujours trouvé la vésicule du fiel petite, remplie d'une bile visqueuse et noirâtre. Tous les praticiens ont remarqué l'absence de la bile dans les évacuations de la période algide ; lorsqu'elle vient teindre en jaune le liquide séreux des vomissemens, c'est le signe d'un changement favorable dans le cours de la maladie. Il faut en dire autant du retour des urines, dont la suppression est un des premiers et des plus importans phénomènes du choléra.

Est-ce à l'épuisement général des fluides, dont la nature s'efforce de réparer la perte, qu'est liée cette soif inextinguible qui tourmente les malades ? on serait tenté de le penser plutôt que d'en chercher le motif dans une ardeur inflammatoire, qu'une langue humide, pâle et froide ne semble pas indiquer.

Là se borne ce que nous avions à dire des symptômes du choléra algide ; mais cette forme n'est pas la seule sous laquelle il se présente.

On rencontre des malades ayant de la diarrhée, des vomissemens, des crampes, la voix éteinte et le facies cholérique, mais chez lesquels le pouls reste fort, l'abdomen redondant et sonore. Alors, au lieu d'être plongés dans une stupeur et une consternation profondes, ils s'agitent et poussent des cris arrachés par les douleurs qu'occasionent les crampes. Cette variété a reçu le nom de choléra inflammatoire, dénomination qu'il faut accepter, car elle n'a point, comme tant d'autres, été inventée pour une distinction arbitraire, mais elle s'est présentée naturellement à tous ceux qui ont eu des cholériques à traiter.

OBSERVATION DE CHOLÉRA

Rédigée par un médecin qui en a été le sujet. Ce médecin a vingt-quatre ans ; il est d'une constitution vigoureuse.

Le 11 octobre, je pris une place d'aide du docteur Casper dans l'hôpital du choléra, n° 4 ; je me portai très bien jusqu'au 15, jour auquel je fus pris d'une diarrhée modérée. A part l'infection dans l'hôpital, je ne puis imaginer d'autre cause occasionelle, que mon changement de vie, et peut-être aussi les refroidissemens auxquels j'étais fréquemment exposé en me relevant pendant la nuit. Cependant ma santé n'en souffrait pas; du reste, je faisais mon service, et ne m'occupais pas de la diarrhée. Ce jour-là, je mangeai au repas du soir des pommes de terre, du poisson grillé, et bus de la bière blanche. Vers minuit, je me mis au lit, et m'endormis bientôt; mais je fus réveillé, et j'eus trois selles liquides. Le lendemain matin vers six heures, je sentis, en me levant, une grande lassitude, de l'embarras dans la tête, des nausées, et de la pression à l'épigastre. Je visitai encore les malades de mon service, mais je devins soudainement si faible, que je pus à peine gagner mon lit sans tomber. J'examinai ma langue, et la trouvai couverte d'un enduit blanc et visqueux. Cette circonstance, l'envie de vomir, la persistance d'une diarrhée aqueuse, et l'écart que j'avais commis, me décidèrent aussitôt à prendre un vomitif (25 grains d'ipécacuanha en poudre); il en résulta le vomissement répété d'une matière muqueuse, blanchâtre, mêlée de fragmens de pommes de terre et de poisson non digéré, ce qui parut d'abord me donner du soulagement. Cependant le vomissement persista, mais la diarrhée cessa pour quelques heures. Vers neuf heures du matin M. Casper me visita. D'après le journal de la maison tenu très exactement sur moi et les autres malades, les signes du choléra confirmé étaient déjà très frappans.

On me prescrivit une décoction de salep avec l'acide de Haller à la dose d'une cuillerée à bouche toutes les heures. Jusqu'à onze heures avant midi, mon état se modifia peu, mais alors tous les symptômes crûrent successivement en violence, de sorte que vers deux heures je présentais d'une manière frappante le type du choléra.

Le désir d'eau froide était extrême; ce qui me fit croire que c'était là mon seul moyen de salut, que la nature elle-même m'indiquait. Aussi je fus très tranquille quand on me prescrivit d'en boire. On me donna à l'intérieur de l'eau de Seltz avec de l'extrait de jusquiame, pour adoucir la violence des crampes, et augmenter l'action de la peau. On renouvela les frictions, l'application de bouteilles chaudes; en outre, un grand synapisme fut placé sur l'épigastre. Néanmoins, mon état empira de plus en plus, de sorte que vers le soir je croyais que j'allais expirer.

Mon intelligence était très nette et je connaissais toute l'étendue du péril où je me trouvais. J'avais toujours devant les yeux l'image de plusieurs

malades morts du choléra, et aucune ne me paraissait aussi complète que celle de ma maladie.

Vers dix heures et demie, la gêne et l'angoisse
intérieure étaient à leur comble, de sorte que je
craignais à chaque instant de mourir étouffé. Je
demandais ardemment qu'on me saignât. Après un
examen attentif, on y consentit; mais, comme le
pouls était à peine sensible, le sang ne coula qu'a-
vec difficulté, comme c'est l'ordinaire dans les cas
pareils. On ne put en tirer que huit onces. Pendant
que le sang coulait, mon état s'améliorait à vue
d'œil, l'anxiété diminua beaucoup, et le pouls se
fit sentir. Mais ce mieux-être ne dura que cinq
minutes, et tous les accidens reparurent. Pour ranimer les forces vitales qui tombaient, pour faciliter la circulation, on me donna tous les quarts
d'heure une cuillerée de vin de Champagne.
Dans l'intervalle on me permettait de boire autant d'eau fraîche.

Vers six heures, il se manifesta de la tendance
à la transpiration. La chambre fut alors beaucoup
échauffée, mon corps frotté, et enveloppé de couvertures de laine. Peu à peu l'oppression et l'anxiété
se perdirent. Un sentiment de chaleur qui partait
de l'abdomen se répandit sur le corps, et le pouls
devint sensible : je sentis que j'étais sauvé. Vers
neuf heures M. Casper me visita de nouveau, accompagné de médecins étrangers qui suivaient

l'hôpital, et qui m'avaient vu la veille. Ils me félicitèrent de la tournure favorable qu'avait promptement prise ma maladie; mais vers midi les forces tombèrent de nouveau, le visage et les extrémités se refroidirent, et se couvrirent d'une sueur froide; le pouls devint petit, à peine sensible; cependant le vomissement, la diarrhée, les crampes et l'anxiété interne ne revinrent pas. D'après ces symptômes on avait à craindre la transformation si fréquente du choléra en typhus particulier. Une mixture de camphre et de succin me fut donnée toutes les heures, et toutes les demi-heures une cuillerée de champagne. Alors survint la réaction dans l'appareil circulatoire, le sang se porta surtout au cerveau, on me mit des sangsues au front et des applications froides sur la tête. Vers huit heures du soir, une sueur chaude et générale parut avec tant d'abondance, qu'il semblait que je fusse arrosé d'eau chaude. Elle dura presque toute la nuit, pendant un sommeil tranquille. Le matin j'étais très bien, et pris avec appétit une tasse de café. A dater de ce moment, la convalescence marcha si rapidement que cinq jours après je repris mes fonctions d'aide. « Truat Schel. » (*Berlin, choléra zeitung.* cité par Littré.)

RÉACTION.

Il faut ranger au nombre des exceptions une issue heureuse après des accidens aussi graves que ceux dont parle ce jeune médecin. Parmi les malades arrivés à la période bleue, combien au contraire est grande la proportion de morts à déplorer! On ne peut, d'ailleurs, rien préciser quant à la durée de cette période. Quatre mariniers, qui traversaient un fleuve de l'Inde, atteints presque ensemble du choléra, périrent avant d'avoir pu gagner la rive opposée, et le bateau sans conducteur suivit le courant de l'eau. On a compté à Paris un grand nombre de morts après trois heures d'asphyxie; des réactions ont eu lieu dans le même espace de temps, mais le plus souvent c'était de la douzième à la trente-sixième heure que le dénouement arrivait. Dans cette phase de la maladie, il faut se défier d'un mieux-être qui n'est qu'apparent; le malade, quoique froid et sans pouls, n'accuse plus de souffrances; et subitement il expire, tout en se réjouissant de cette amélioration trompeuse.

Mais aussitôt que la chaleur et la transpiration reparaissent, amenant avec elles la sueur halituuse, un des passages dangereux est franchi, et la période de réaction est abordée. Qn'on se garde cependant d'une sécurité trop grande. **Alors encore** les rechutes sont fréquentes, et il arrive des alternatives de chaud et de froid toujours effrayantes pour le médecin et le malade. Souvent aussi les parties centrales se réchauffent, tandis que les pieds, les mains et la face restent glacés, et que, le long des membres qui avaient souffert des crampes, persiste un fourmillement incommode.

Dans les cas les plus heureux, l'anxiété épigastrique diminue graduellement, et finit par disparaître. Sur le visage renaît l'expression du bien-être et du calme; le calorique pénètre doucement les muqueuses et la peau, où des boutons miliaires font parfois éruption. Aux vomissemens succèdent des nausées, à la diarrhée une constipation opiniâtre, et les urines viennent distendre la vessie. Jusque là froide, l'haleine commence à s'expirer tiède et humide. Enfin une douce moiteur, puis des transpirations copieuses couvrent le malade, et remplissent son lit de vapeurs chaudes et de liquides abondans. La réaction qui s'opère ainsi est salutaire; elle doit conduire le malade à la guérison par une courte et heureuse convalescence.

Mais le *reflux* de la vie vers les parties qu'elle avait comme abandonnées est loin de s'opérer toujours avec cette régularité qui permet à l'organisation entière de rentrer dans le libre exercice de ses fonctions. Que de fois il y a insuffisance dans son retour, ou accumulation désordonnée de ses forces sur un des organes principaux ! Que de fois on l'a observée se développant avec lenteur, et revêtant des caractères ataxiques ! Quoique le pouls revienne fort et pressé, la couleur bleue s'efface avec peine, et, bien que moins profonde, l'anxiété persiste, accompagnée d'agitation, de soubresauts, de convulsions, d'un tremblement universel ; alors aussi la face est congestionnée, l'œil injecté, et souvent il survient du délire et du coma.

Les signes de l'adynamie peuvent encore se joindre à ces symptômes. Tout alors, dans la lenteur des fonctions, l'attitude du malade et le caractère de sa figure, annonce une prostration extrême ; seulement on ne retrouve pas cet enduit fuligineux qui, dans les fièvres pernicieuses de cette nature, teint en noir les lèvres, les gencives et les dents. Après les premiers jours de l'épidémie, pendant lesquels tous les cholériques mouraient dans la période de froid, on les a vus le plus généralement succomber à cet état typhoïde contre lequel tous les efforts de l'art venaient échouer.

Plus rarement la réaction est inflammatoire ; elle s'annonce alors désordonnée et violente. A l'asphyxie de la première période succède une forte chaleur ; la face est *vultueuse*, le pouls fort, dur, précipité, la respiration élevée et pleine ; mais il est plus facile de se rendre maître de cette dernière forme que de la précédente.

CONVALESCENCE.

Les cas de rétablissement complet après une réaction de courte durée sont cités comme des exceptions. On ne revient ordinairement à sa santé primitive que par une longue et périlleuse convalescence ; et nulle affection mieux que le choléra ne confirme cette observation générale, que la solution est d'autant plus laborieuse que le danger a été plus grand.

Combien de malades avancés dans les voies de la guérison, et qu'une légère imprudence est venue précipiter dans des accidens mortels ! Mais ce qui, entre les convalescences les plus difficiles, distingue encore celle du choléra, c'est la faiblesse extrême qui l'accompagne. Le cerveau, les muscles, le tube digestif, trahissent une énorme déperdition de forces ; des menaces de crampes succèdent au moindre exercice ; des éblouissemens, des vertiges viennent interrompre les occupations d'esprit auxquelles les convalescens essaient de se livrer. Durant le jour, ils ont une tendance continuelle à l'assoupissement ; le sommeil de leurs nuits est inquiet et troublé par des rêves pénibles ; long-temps aussi leur figure reste pâle, défaite ; les enfoncemens qui s'y étaient creusés, lors de la fonte des tissus, ne se remplissent qu'imparfaitement et avec lenteur ; à la soif intense qui les dévore se joint un violent appétit, qui ne peut être satisfait sans déterminer des douleurs à l'estomac, et une tension incommode dans la région abdominale.

Dans cette situation, un seul écart de régime suffit pour déterminer une rechute. Les évacuations, les crampes, l'anxiété, tous les accidens reparaissent, et l'imprudent malade est promptement ramené à un état désespéré. C'est alors aussi qu'on voit surgir des maladies secondaires qui ont constamment un caractère grave ; ce sont des fièvres typhoïdes, des péripneumonies, des gastro-entérites.

PRONOSTIC.

Dans cette maladie comme dans la plupart des autres, la connaissance de la santé antérieure peut aider le médecin dans son pronostic. Malheur à ceux chez lesquels le choléra a rencontré une organisation affaiblie par un ancien flux diarrhéique, ou un tempérament usé dans les excès de la débauche ! A Paris, l'épidémie, qui sévissait d'abord plus particulièrement sur les hommes au-dessus de quarante ans, a parcouru ensuite les deux sexes dans tous leurs âges, et on a pu se convaincre que c'était aux deux extrêmes de la vie qu'elle était surtout meurtrière.

Deux classes d'hommes sont atteintes plus gravement que les autres ; dans l'une nous placerons ceux qui font un usage immodéré des boissons spiritueuses, et dans l'autre ceux que leur pauvreté réduit à une alimentation insuffisante et malsaine.

C***, Allemand, était venu à Paris pour exercer la profession de boulanger. Pendant deux mois qu'il resta sans ouvrage, il n'eut d'autre nourriture que des pommes de terre cuites à l'eau. Des compatriotes qu'il rencontra, le 28 mars, le menèrent à la barrière, où tous ensemble prirent un repas copieux, et burent force vin et eau-de-vie. Pendant la nuit suivante, il fut pris de diarrhée et de vomissemens. Apporté à la Charité, à sept heures du matin, on reconnut facilement les symptômes de la période algide la plus intense. Il mourut dans le cours de la journée.

Le pronostic à porter sur la terminaison du choléra, suivant qu'il débute d'une manière lente ou par tous les accidens à la fois, est loin d'être le même dans les deux cas ; car l'un des élémens indispensables au succès, c'est la possibilité de le traiter dans ses prodrômes. Chez les sujets qu'il attaque par une diarrhée bénigne, on peut, par un régime convenable et une médication simple, enrayer son développement ultérieur, tandis que les moyens les plus actifs restent inefficaces entre les mains du médecin qui arrive auprès d'un malade déjà asphyxié. Toutes conditions égales, les personnes pusillanimes ont été plus mortellement frappées.

« Un personnage important, dit M. Broussais, avait suivi sur la carte tous les progrès de la maladie; il faisait venir depuis dix-huit mois son médecin deux fois par semaine pour lui faire remarquer le chemin qu'avait parcouru le choléra. Il était continuellement occupé à calculer à quelle époque il arriverait à tel ou tel endroit, et enfin quand il serait en France. Le choléra se déclare à Paris. Ce personnage dit aussitôt : Voilà le choléra à Paris ; il n'y a pas de doute que j'en serai atteint. Il s'informait tous les jours du nombre des malades ; il s'en faisait une occupation continuelle, et disait tous les jours : Je n'ai rien encore. Enfin il a eu la diarrhée; rien n'a pu l'arrêter. Le choléra s'est caractérisé, et le malade y a succombé. Voilà un fait que j'ai eu sous les yeux, parce que j'ai donné des soins à ce malade. »

MOYENS PRÉSERVATIFS ET CAUSES.

Qui voudrait, pour se préserver du choléra, écouter tous les avis qui ont été donnés, ne saurait, en vérité, quel acte de la vie se permettre, ou quel mets faire servir sur sa table. Certaines gens d'une vigoureuse santé se sont mis au lit sans autre motif que la présence de l'épidémie, dont ils ne ressentaient pourtant pas l'influence, et n'en sont sortis que plusieurs jours après, languissans et affaiblis par les transpirations abondantes, par conséquent plus disposés à l'invasion. Il faut se défendre contre cette exagération de prudence dont les suites ont souvent été funestes, et se garder de rien changer à des habitudes régulières, à un régime sobre et suffisant. Pourquoi, en effet, proscrire d'une manière générale le laitage, les légumes? Nombre de personnes qui se trouvaient bien de cette nourriture ont, par une alimentation plus tonique, surexcité les organes digestifs, et déterminé la diarrhée qu'elles voulaient éviter. Combien de tempéramens irritables et pléthoriques ont éprouvé les inconvéniens de ces infusions de menthe, de camomille, de thé, dont l'usage ou plutôt l'abus, pour préservatif, a été si généralement répandu!

On s'est aussi frotté de camphre, parfumé de vinaigres aromatiques ; on a pris chaque matin une tasse d'une décoction de quinquina : jusqu'ici rien ne prouve que quelqu'un ait été mis à l'abri du mal par ces précautions. Sans doute que parmi elles quelques unes peuvent être utiles, conseillées individuellement ; c'est au médecin à le décider ; mais rien de moins rationnel que ces prescriptions en masse, qui ne tiennent nul compte des dispositions particulières d'habitudes, d'âge, de constitution ou d'état de santé.

Le chlore lui-même qui, dans les plombs conducteurs des eaux de ménage, dans les lieux infects, dans les salles de réunions nombreuses, est d'une utilité incontestable, placé à profusion dans les appartemens et les chambres à coucher, a souvent provoqué des irritations à la gorge, à la poitrine, et des toux très pénibles. C'est à titre de désinfectant que cette substance est réellement recommandable ; elle n'a d'ailleurs aucune vertu préservative spéciale. M. Desrosne rapporte que dans une fabrique où on la prépare, soixante-dix ouvriers sur cent soixante-dix-huit sont morts du choléra.

Pour se soustraire à l'influence épidémique, le seul moyen efficace est de fuir autant que possible toutes les causes prédisponsantes. Nous signalerons l'impression d'un vent très froid par un soleil ardent (car c'est sous cette condition atmosphérique que le choléra s'est manifesté dans plusieurs pays, et notamment à Paris), l'action de l'air humide, surtout pendant la nuit, les transitions brusques de la chaleur au froid, l'entassement des individus dans des habitations malsaines, les vêtemens insuffisans et malpropres, les contentions d'esprit, les affections tristes de l'âme, les veilles prolongées.

Tout ce qui diminue l'énergie vitale, par abus ou défaut d'exercice, les fatigues excessives, aussi bien que l'inactivité, une surexcitation digestive provoquée par des alimens et des boissons stimulantes, ou bien un régime trop débilitant. En temps ordinaire, ces infractions aux lois de l'hygiène restent souvent sans inconvénient; mais il est rare que l'influence épidémique les laisse impunies.

On peut regarder comme menacés d'une invasion plus prochaine les hommes ivres, ceux qui ont une indigestion ou qui viennent de se livrer à des excès vénériens. Qu'on n'oublie pas surtout que tout individu qui, dans une époque de choléra, contracte même accidentellement une diarrhée, peut devenir cholérique. Sur 538 personnes enlevées par le fléau, 420 avaient éprouvé cette indisposition. Il est certain aussi que les craintifs ont été moins épargnés, peut-être parce que cette faiblesse de l'âme a des effets débilitans sensibles sur les organes de la circulation et de la digestion. Blâmons cependant ces menaces prodiguées aux personnes qui redoutent l'approche de l'épidémie. Outre qu'il est déraisonnable de songer à rassurer l'imagination en disant : *Gardez-vous de la peur, autrement vous êtes perdu*, il y a là une exagération évidente. Si tous les peureux fussent morts, les rues de Paris seraient plus désertes que nous ne les voyons. Qui ne sait que le choléra a d'abord exercé ses ravages sur les hommes du peuple, gens très peu timides, et auxquels il a fallu près d'une semaine d'affreuse destruction pour arriver à croire à son existence, tandis que les oisifs du grand monde, chez lesquels la terreur allait jusqu'à l'extravagance, n'ont été que plus tard et moins grièvement frappés !

Notre conclusion est donc qu'il faut s'apprêter à braver l'influence épidémique par une vie régulière et occupée, par une alimentation sobre et suffisante.

CARACTÈRES ANATOMIQUES.

Aspect extérieur.

La raideur cadavérique est ordinairement très considérable ; quelquefois même les doigts et les

orteils se présentent contractés par l'effet des dernières crampes qui les ont agités. Aux premiers
jours de l'épidémie, on remarquait avec surprise
que la teinte violacée répandue sur la face, le scro-
tum, les extrémités, et dans certains cas sur tout
le corps, aux derniers instans de la vie, tendait à
s'effacer après l'issue funeste ; mais on reconnut
bientôt que la température du cadavre s'élevait en
même temps, et ce fait, inexplicable lui-même,
devint l'explication de la disparition presque complète parfois de la coloration de la peau , ainsi que
des ecchymoses des membres. Quel que soit le
changement survenu après la mort, le facies n'en
est pas moins toujours caractéristique; les yeux
sont ternes, flétris, enfoncés, entourés d'un cercle
noirâtre, et recouverts à demi par l'une ou l'autre
paupière. Quelqu'un a dit que, dans cette maladie,
le vivant ressemblait plus à un mort que le mort
lui-même, et nous ajouterons que ce mot, malgré
son exagération apparente, n'est que l'expression
littéralement vraie d'un fait confirmé par l'observation.

Appareil locomoteur.

Les muscles offrent une teinte bleuâtre qui passe
au rouge vif dès qu'ils sont exposés à l'air. Quant
aux os, aucune altération n'avait été observée jusqu'ici; mais dernièrement le docteur Bégin est

venu soumettre à l'Académie de Médecine plusieurs os ayant appartenu à des cholériques, et présentant dans leur tissu une coloration rouge-brun très marquée. Suivant ce praticien, les dents elles-mêmes participent à cette altération pathologique.

Organes digestifs.

Le pharynx et l'œsophage, ordinairement sains, renferment quelquefois une matière crémeuse et opaque, analogue à celle qui se rencontre dans l'estomac. On cite des cas, rares à la vérité, où l'œsophage a offert des traces d'inflammation.

Distendu dans quelques cas, par la présence de gaz abondans, l'estomac est le plus souvent d'un volume moindre que dans l'état physiologique, et comme contracté sur lui-même. Il renferme des matières semblables à celles qui ont été rendues par les vomissemens, ou quelque peu de bile mêlée à des mucosités ; souvent aussi il est vide, et d'un volume normal. Une couche de mucus crémeux, pultacé, rarement puriforme, tapisse quelquefois sa membrane interne ; souvent aussi cette membrane est parsemée de rugosités, plissée sur elle-même, et semble plus épaisse que dans l'état ordinaire. Assez fortement injectée en général, elle offre, dans certains cas, des taches brunâtres, ecchymosées, dues, selon toute apparence, à l'infiltration du sang altéré dans sa nature.

Le duodénum, le jéjunum et l'iléon se présentent souvent avec une rougeur remarquable ; mais cette rougeur, rarement continue, ne se montre que çà et là ; lorsqu'elle existe, elle est ordinairement plus marquée vers la portion de l'intestin qui se rapproche de l'extrémité cœcale que dans tout autre point. Les follicules de Brunner et les plaques de Peyer, les premiers surtout, sont plus développés que dans l'état sain, et l'on a même prétendu que, dans certaines circonstances, leur développement était tel qu'ils offraient un aspect variolique. Toute cette partie du tube digestif renferme souvent une certaine quantité de sérosité incolore, dans laquelle flottent des flocons albumineux blanchâtres. Ce liquide, au reste, varie dans sa composition comme celui qui se rencontre dans la cavité stomacale. Quelques observateurs assurent avoir trouvé l'intestin grêle comme étranglé dans certains points de son étendue ; d'autres ont constaté la présence d'*ascarides lombricoïdes* dans sa cavité.

Le gros intestin présente des altérations à peu près semblables à celles que nous venons de mentionner. Une seule remarque lui est particulière : c'est l'absence presque constante de toute parcelle de matière fécale.

Appareil pulmonaire.

La membrane muqueuse des bronches n'offre rien de remarquable, si ce n'est un certain degré de sécheresse signalé par quelques anatomistes.

Les poumons sont affaissés, mais crépitans et sains ; ils reparaissent aussitôt à la surface de l'eau où la main les plonge. Les vaisseaux pulmonaires sont le plus souvent gorgés d'un sang spumeux et noir. La plèvre est ordinairement sèche.

On rencontre, dans la plupart des cas, à la région postérieure des deux poumons, une transsudation du sang dans le tissu interlobulaire, semblable à celle que l'on retrouve sur tous les cadavres qui ont séjourné dans les amphithéâtres, étendus sur la région dorsale. Ce dernier phénomène constaté, dit-on, chez des cholériques au moment où ils venaient d'expirer, tendrait à prouver que, dans cette affection, quelques heures même avant la mort, le sang n'obéit plus qu'aux lois de la pesanteur.

Système circulatoire.

Sec à l'extérieur, le péricarde offre quelquefois une injection vasculaire très marquée. La présence de la sérosité dans son intérieur est loin d'être constante.

Un sang noir, au milieu duquel nagent souvent

des caillots fibrineux, remplit et distend les cavités du cœur. Aucune altération ne se remarque à la surface interne de cet organe, mais l'externe présente une couleur brunâtre et un aspect morbide.

Les grosses artères contiennent une grande quantité de sang liquide et noirâtre, tandis que celles de la périphérie sont presque constamment vides. Du reste, on n'a pu, malgré l'examen le plus attentif, découvrir aucune coloration insolite de leur tunique interne.

Chassé des artères, il semble que tout le sang se soit réfugié dans les canaux veineux, qu'il remplit et distend outre mesure. Sa couleur est noire; il ne rougit pas à l'air; épais et visqueux, sa consistance lui donne quelque analogie avec la gelée de groseilles; et, si l'on parvient à en extraire une certaine quantité de la veine, il se prend en masse, ou du moins ne donne que fort peu de sérosité. Jamais il ne revêt la couenne inflammatoire. L'analyse y démontre une proportion exagérée de carbone, tandis que souvent le principe séreux s'y trouve à peine appréciable. On a prétendu qu'ainsi altéré, ce sang agit sur les couleurs végétales, de manière à se montrer acide. Nous avons déjà fait, au commencement de cet ouvrage, l'exposition des principaux résultats obtenus par les chimistes qui se sont occupés de l'analyse de ce liquide, et nous ne reviendrons pas sur ce sujet.

Système nerveux.

Souvent les membranes cérébrales offrent une injection vasculaire très remarquable; un sang épais et noir gorge les sinus de la dure-mère; l'arachnoïde est moins transparente que dans l'état ordinaire, et, souvent aussi, entre cette dernière membrane et la pie-mère, on trouve un épanchement assez considérable de sérosité.

La substance propre du cerveau n'est pas le siége d'altérations bien constantes; quelquefois cependant elle est parsemée de points d'un rouge plus ou moins foncé, et, suivant quelques observateurs, elle a présenté dans certains cas un ramollissement manifeste. Ces remarques sont également applicables au cervelet.

Les membranes de la moelle ont souvent offert des modifications analogues à celles que nous venons de signaler pour les membranes cérébrales. Ainsi la dure-mère a été trouvée plus ou moins rouge, l'arachnoïde opaque et épaissie en divers points; et de plus, entre cette dernière membrane et la pie-mère, un épanchement de sérosité a été plusieurs fois constaté.

Quant à la moelle, les uns l'ont vue ramollie, les autres plus ferme, plus résistante qu'en l'absence de tout état morbide. Plusieurs, et nous sommes de ce nombre, n'ont rencontré ni ramollissement ni dureté anormale, et la seule altération qui se soit présentée à eux, dans quelques circonstances, consiste dans l'injection plus ou moins marquée du tissu propre de cet organe.

Dans un ouvrage récemment publié sur le sujet qui nous occupe, un professeur célèbre appelle l'attention des anatomo-pathologistes sur l'altération des ganglions semi-lunaires, qui se sont *toujours* montrés à lui rouges, gonflés et quelquefois évidemment ramollis. Le plexus solaire, les plexus rénaux et le nerf pneumo-gastrique lui ont aussi offert des altérations plus ou moins prononcées.

Encouragés par l'autorité d'un grand nom, et plus encore par l'importance d'une découverte qui promettait peut-être une solution au problème jusqu'alors insoluble de la nature du choléra, les praticiens de Paris dirigèrent aussitôt leurs recherches vers les organes signalés par le professeur de Montpellier; mais, entreprises avec bonne foi, poursuivies avec talent et persévérance, ces recherches ont eu pour résultat, sinon de démentir d'une manière absolue les faits qui les avaient provoquées, du moins de prouver que, variables dans leur nature et leur existence, ces lésions ne sont point appelées à remplir le rôle important que trop de précipitation leur avait assigné.

Appareil sécrétoire.

C'est en vain que l'on a interrogé le tissu des glandes salivaires et du pancréas; rien, dans ces organes, n'est venu éclairer les pathologistes sur la source de la sécrétion énorme de liquide qui forme l'un des principaux caractères du choléra. Seulement, dans quelques cas, le pancréas est le siége d'une injection vasculaire assez marquée.

Vide ou gorgé de sang noir, le foie conserve le plus souvent sa couleur, sa consistance et son volume ordinaires.

Chez les cholériques qui ont succombé dans la période algide, on trouve quelquefois la vésicule distendue par un liquide analogue à celui que renferment les intestins, mais légèrement coloré par le fluide biliaire. Dans la plupart des cas cependant, cette poche est petite, ridée, et contient quelque peu d'une bile noirâtre, visqueuse et tenace. Les conduits biliaires n'offrent rien de remarquable.

Une injection fort intense s'observe ordinairement à la surface externe des reins, et jusque dans leur parenchyme. On a mis récemment sous les yeux de l'Académie de Médecine plusieurs de ces organes, dont la substance mamelonnée était rouge, ramollie et comme désorganisée. Dans quelques cas, rares à la vérité, ils ont donné, à la pression,

une certaine quantité de matière puriforme et crémeuse.

L'absence de l'urine est la seule particularité
quelquefois offerte par les uretères.

Si le malade a succombé à la complication typhoïde, la vessie contient alors une certaine quantité d'urine ; mais, dans tout autre cas, et ce phénomène est peut-être le seul bien constant, on
trouve cet organe vide, contracté, collé au pubis.
Une injection plus ou moins marquée sillonne sa
membrane interne, ordinairement tapissée d'une
couche de mucus analogue à celui que renferment
les intestins.

TRAITEMENT.

COUP-D'ŒIL

SUR LES DIVERSES MÉTHODES USITÉES JUSQU'A CE
JOUR DANS LE TRAITEMENT DU CHOLÉRA-MORBUS
SPORADIQUE.

La lecture des anciens auteurs nous apprend
que le choléra-morbus a existé à diverses époques
dans l'empire romain et dans la Grèce. Depuis la
renaissance des lettres, tous les nosologistes de la
France, de l'Italie, de l'Allemagne et de l'Angleterre l'ont décrit dans leurs traités. Des citations
qui ne peuvent trouver place dans cet ouvrage
prouveraient facilement qu'il s'est constamment
présenté avec les mêmes symptômes, variables seulement dans leur intensité. Presque toujours sporadique, il avait revêtu si rarement la forme épidémique, qu'on cessait de la mentionner dans sa description, lorsqu'en l'année 1817, des environs de
Madras, où il règne habituellement dans certaines
saisons, il se répandit épidémiquement dans des
directions diverses, mais surtout au nord-ouest de
l'Inde. Quoique ce nouveau choléra-morbus diffère

du sporadique européen par quelques uns de ses symptômes, et surtout par sa gravité, il reste entre ces deux maladies trop de caractères communs pour qu'il n'y ait pas quelque analogie dans leur traitement. Voici les principaux moyens employés dans celui du choléra sporadique :

Au septième livre des Epidémies d'Hippocrate, on trouve plusieurs observations sur cette maladie, mais sans aucun conseil sur la méthode à suivre.

Celse ordonne de prendre, dès le début, beaucoup d'eau tiède, et de supprimer toute boisson lorsque les vomissemens s'arrêtent. Cependant, si la faiblesse est trop grande, l'usage de l'infusion d'absynthe, et d'un vin léger édulcoré avec du miel, est regardé par lui comme utile. Lorsque le mal ne cède pas à ces moyens, il faut avoir recours aux ventouses, et à des applications de moutarde sur la région de l'épigastre. Les frictions, les fomentations chaudes doivent être employées dans le but de ramener la chaleur.

Tous ces moyens sont approuvés par Arétée ; il conseille de plus, dans les vomissemens persistans, l'alimentation astringente, des coings, des nèfles, du raisin sec. Contre les crampes et le refroidissement, il faut, dit-il, employer les frictions faites avec de l'huile unie au castoréum. Telle est aussi, à peu de différence près, la pratique d'Erasistrate et d'Alexandre de Talles ; mais, selon Celsus Aurelianus, l'eau froide et vinaigrée, les applications réfrigérantes conviennent mieux. Ce médecin ordonne aussi les alimens astringens, mais dans le cas de faiblesse sans fièvre.

Sydenham veut que le malade prenne, dès le début, en boisson et en lavement, une grande quantité de petit-lait ou d'eau de jeune poulet, en y ajoutant les sirops de laitue, pourpier, et nénuphar. Après ce lavage, qui dure plus ou moins, un narcotique termine le traitement ; mais il faut, lorsque les vomissemens ont épuisé le malade, avoir immédiatement recours au laudanum liquide, dont on donne 25 gouttes d'abord, et les jours suivans des doses décroissantes, jusqu'à complète guérison.

La pratique de Sydenham est louée et adoptée en partie par Sauvages ; il y joint la saignée dans le cas où la force du sujet et l'état inflammatoire de la maladie l'indiquent. Le premier il a donné des anti-émétiques pour suspendre les vomissemens. Ce célèbre nosologiste établit une distinction entre le choléra sporadique et celui de l'Inde : dans ce dernier il prescrit de cautériser la partie postérieure de la plante du pied avec un fer rouge. La décoction de riz, fortement poivrée, est donnée en boisson, et, lorsque la maladie a cessé, on entretient la liberté du ventre au moyen des purgatifs doux.

Aux frictions, fomentations, cataplasmes émolliens, généralement recommandés par tous les médecins, Frank joint l'opium comme partie active de médication. « Si ce divin remède, dit-il, a jamais été nuisible au début d'un choléra, ce n'est point en empêchant les évacuations, mais en arrêtant trop brusquement l'agitation convulsive du tube digestif. » Il veut aussi qu'on en continue l'emploi après la cessation des évacuations. Lorsque le choléra devient intermittent, on administre le quinquina associé avec la teinture thébaïque.

Pinel proscrit les purgatifs et les narcotiques, les uns comme exagérant l'irritation, les autres comme s'opposant aux salutaires efforts que fait la nature pour se débarrasser d'une matière nuisible. Il se borne à l'usage des émolliens. « Dans un cas des plus graves, dit-il, le malade, mis à l'usage de l'eau de groseilles sucrée, guérit en vingt-quatre heures. »

DES DIVERSES MÉTHODES

DE TRAITEMENT APPLIQUÉES AU CHOLÉRA
ÉPIDÉMIQUE.

INDE.

Les moyens curatifs (1) employés principalement par les médecins indous consistaient dans l'emploi de hautes doses de laudanum, d'éther et d'huile de menthe, avec des frictions faites au moyen de diverses poudres, et l'application de briques chaudes sur l'abdomen. Les médecins européens adoptèrent en général ce traitement; et cependant on affirmait qu'ils en obtenaient bien moins de succès. On prétendit, en 1820, à Calcutta, que, en cinq jours, les empiriques indiens ayant traité 547 personnes, il en périt seulement 74, et que 473 guérirent; ce qui était sans comparaison avec les résultats de la pratique des médecins d'Europe. Pour remédier à ce défaut de

(1) Rapport au conseil supérieur de santé sur le choléra-morbus pestilentiel, par Moreau de Jonnès (page 36 et suivantes).

succès, ceux-ci varièrent leurs prescriptions à l'infini.

» A Bombay, le docteur Kennedy traitait, en 1820, les individus atteints du choléra par la saignée, l'eau chaude, l'émétique, l'huile de castor et le laudanum, puis le camphre et l'opium pour arrêter l'action spasmodique quand le vomissement avait cessé.

» A Sérampore, en 1825, un missionnaire employait avec succès le remède suivant : 80 gouttes de laudanum dans un verre d'eau-de-vie, deux cuillerées de table d'huile de castor, le tout mêlé et pris par cuillerées à café ou à la fois.

» Le docteur Hood, dans un mémoire lu, en 1820, devant la société royale de Londres, recommande, au début de l'invasion, un breuvage composé de deux onces d'eau-de-vie et dix gouttes d'acide sulfurique, en une demi-pinte d'eau froide. Il prescrit des sinapismes sur l'estomac et aux extrémités pour provoquer une réaction, et il pense que les amers, les astringens, peuvent être utiles.

» L'auteur d'une lettre insérée, le 20 septembre 1820, dans la gazette de Bombay, ayant été assailli par le choléra, et tous les remèdes qu'on voulait lui administrer étant rendus inutiles par l'irritation de son estomac, qui lui faisait rejeter à l'instant ce qu'il prenait, il se souvint, au milieu de son agonie, que le docteur Milne avait recommandé l'emploi d'un vésicatoire par l'acide nitrique. Il fit mettre aussitôt ce moyen en usage en trempant une éponge dans de l'acide, et en l'appliquant sur sa poitrine. Dès ce moment, les symptômes diminuèrent d'intensité, et le malade fut graduellement rappelé à la vie et à la santé.

» On assure que le célèbre voyageur Moorcroft a appliqué avec le plus grand succès le cautère actuel à beaucoup de cas de choléra qui se sont offerts à lui dans les provinces de la Haute-Asie.

» En 1826, on a proposé à la société médicale de Calcutta l'usage du papita, ou fève de Saint-Ignace, comme fort utile dans le traitement du choléra.

» En 1829, le docteur Thomson, de Madras, employait avantageusement, disait-on, dans sa pratique, l'ipécacuanha à la dose de dix grains en une première prise, suivie de demi-heure en demi-heure, de prises moitié moindres, et jusqu'à ce que la maladie eût cessé. Il donnait ensuite du Madère et de l'eau en quantité, ce qui provoquait le sommeil.

» Le docteur Burke, de Calcutta, maintenait que l'administration de l'opium était absolument nécessaire, et que, sans ce médicament, on ne pouvait opérer de guérison. Il élevait la dose à 60 grains, et même jusqu'à 100. Le *Miroir asiatique* cite le fait d'un Européen, âgé de cinquante-quatre ans, qui, étant atteint soudainement par la maladie, se mit dans un bain chaud, et prit du laudanum, non par gouttes, mais par cuillerées; on estime qu'il en avala 400 gouttes dans la nuit. A quatre heures, les douleurs avaient cessé (on ne dit pas à quelle heure elles avaient commencé); mais la chaleur naturelle ne revint pas avant sept. Le tétanos n'eut pas lieu; le malade ne perdit ni la faculté de parler, ni celle de se mouvoir, et il échappa à la mort.

» Les médecins de l'Ile-de-France adoptèrent le sulfate de soude au lieu de l'opium; ils en administraient d'abord une drachme, et accroissaient la dose d'heure en heure, jusqu'à ce que les déjections devinssent jaunes. On cite une négresse qui prit 84 drachmes de ce sel, auquel le salut de plusieurs centaines de nègres est attribué.

» A l'île de Bourbon, en 1819, on faisait usage d'huile d'olive mêlée au camphre et à l'éther, et prise intérieurement à grandes doses. On prétend en avoir obtenu d'étonnans succès. On assure même que M. Goldemar l'ayant employée pour tâcher d'arracher à la mort 56 nègres de son habitation, qui étaient atteints du choléra, il parvint à en sauver 54. Il est digne de remarque que, à la même époque, on employait également l'huile avec un pareil succès dans les îles orientales d'Afrique contre le choléra-morbus, à la Havane contre la fièvre jaune, et à Tanger, en Barbarie, contre la peste du Levant.

» La saignée fut, dans l'Inde, le sujet de vives controverses. On convint assez généralement qu'elle peut être pratiquée sur les Européens et sur les Asiatiques les plus robustes, quand l'invasion n'a eu lieu qu'une heure avant, ou trois au plus. On dit que, lorsqu'on y recourt dans d'heureuses circonstances, elle réussit mieux que les autres remèdes à arrêter le mal, supprimer les spasmes, et éloigner l'irritabilité de l'estomac et des entrailles, ainsi qu'à faire cesser l'atonie de tous les autres systèmes d'organes. Mais, chez le plus grand nombre des Indiens, l'action adynamique de la maladie est si puissante et si rapide, qu'elle détruit presque entièrement l'action artérielle, et rend la saignée impraticable dès l'invasion. Dans ce cas, les meilleurs moyens curatifs employés au Bengale sont les délayans, les anodins les plus puissans et les stimulans combinés avec le calomélas, et suivis de l'usage des laxatifs et des toniques.

» Le même médicament, considéré aux États-Unis comme le spécifique unique contre la fièvre jaune, le calomélas a été prodigué dans l'Inde contre le choléra. Quoiqu'on ne puisse affirmer, disent les membres du bureau médical de Calcutta, qu'il ait aucune vertu spécifique propre à arrêter l'action de la maladie, il est indubitable qu'il est fréquemment utile pour diminuer l'irritabilité, et qu'il a même le pouvoir de produire une certaine opération sédative qu'on ne peut obtenir par l'usage des autres substances médicamenteuses.

» Cependant, si l'on en croyait quelques rapports, on pourrait produire cet effet par un moyen extrêmement simple dont on s'est servi à bord des navires des États-Unis. Il suffirait de réduire en charbon un bouchon de liége, de le broyer avec un peu de lait ou d'eau, ou quelque autre liquide, qui permette d'en avaler la substance sans difficulté. A la seconde ou à la troisième dose, ou même à l'instant, le mal cesse ; et l'on assure que cette préparation carbonique, dont l'usage est si facile, a sauvé des individus qui déjà étaient à l'agonie.

» En Perse, pendant les irruptions de 1821 et 1822, on suivit un toute autre espèce de traitement. Le peuple, dit Fraser, croyait que la maladie était d'une nature chaude, et que par conséquent les remèdes devaient être rafraîchissans. D'après cette doctrine, on arrosait les malades avec de l'eau froide, et on leur faisait boire du verjus à la glace. Sur deux domestiques de l'ambassade anglaise attaqués, à Aboushir, du choléra, l'un fut traité d'après cette pratique et fut sauvé, tandis que l'autre, qui fut traité d'après la méthode européenne, succomba.

» Cependant, le médecin anglais John Cormick, qui exerçait en Perse pendant cette irruption, s'éloigna considérablement, dans sa pratique, de celle des empiriques persans; et, si nous en croyons les détails qu'il a donnés, il obtint pourtant d'heureux résultats. Il administrait, dès l'invasion, le calomélas et l'opium séparément ou ensemble; et, dans une période avancée, il recourait aux purgatifs. Dans beaucoup de cas, dit-il, l'action des remèdes était si faible et si lente, qu'il fallait de forts purgatifs toutes les cinq ou six heures, pendant deux à trois jours. Il a employé avec plus de succès qu'aucun autre moyen externe, l'application des pièces de laine humectées d'eau chaude et attachées autour des bras et des jambes.

» A Bassorah, en 1821, le docteur Morando, médecin italien, appliquait au contraire des réfrigérans sur les parties affectées au moment de l'invasion; il y joignait des saignées locales et générales, et en obtenait, dit-il, de bons effets.

» A Bagdad, dans la même irruption du choléra, en Mésopotamie, le docteur Meunier, de la faculté de Paris, traitait les malades par la saignée au bras, l'application des sangsues au creux de l'estomac, l'usage des boissons mucilagineuses à petites doses, des opiacés en potions et lavemens. Il estimait que c'étaient les moyens les moins incertains, surtout quand on y recourait sans perdre de temps.

» En 1822 et 1823, les médecins de Syrie adoptèrent la saignée, la décoction de menthe, les fomentations sur l'abdomen avec du vinaigré chaud, des boissons abondantes faites avec du jus de grenade ou des feuilles de saule bouillies. Ces remèdes, qui ont été employés d'abord à Bagdad, paraissent y avoir été introduits par la pratique de la presqu'île de l'Inde ; car on s'en est servi à Calicut, en y ajoutant seulement une décoction très forte de Quouba, sorte de bourrache à laquelle le vulgaire attribue une foule de propriétés.

» Dans les villes de la Mésopotamie, on avait confiance dans les effets des bains de jambes, et dans la saignée aux deux bras ; mais on changea ce traitement en Syrie. A Alep, d'après le docteur Salinas, les moyens qui réussissaient le mieux étaient les acides : le jus de citron et le jus de grenade aigre, joints à l'infusion de menthe. La thériaque a été donnée, dit-on, avec succès, par des médecins orientaux. A Moussol, un religieux, le père Sigismond, administrait aux malades, outre des acides, une teinture de laudanum ; et à Erzéroum où les habitans n'opposaient à la maladie que les moyens dont on se sert contre les coliques ordinaires, dom Bournas a mis en usage le même moyen avec un pareil succès.

» Dans les villes de la côte de Syrie, on a eu recours à quelques uns de ces remèdes; mais, de plus, on s'est servi du moxa et des ventouses scarifiées sur la région épigastrique. Les fomentations émollientes sur l'abdomen, l'application de l'eau glacée ou du vinaigre, ont été tentées pareillement par des médecins du pays. Le peuple se confiait particulièrement dans les effets d'une décoction de menthe avec du suc de grenade, et dans un breuvage composé de vinaigre où l'on avait fait bouillir des feuilles de saule.

» Lorsqu'en 1823 le choléra pénétra en Europe, par les provinces russes de la Caspienne, la commission des médecins rassemblés à Astrakan, par ordre du gouvernement, adopta le traitement suivant :

» Forte saignée; calomélas uni au sucre et à la gomme arabique en poudre; potion composée de 40 à 60 gouttes de laudanum, de 20 gouttes d'huile de menthe poivrée, et de 2 onces d'eau de mélisse distillée; friction ammoniacale sur l'estomac; ventouses scarifiées sur le ventre; frictions du corps tout entier avec de l'alcool simple ou camphré; lavemens mucilagineux auxquels on joignait de la teinture d'opium portée jusqu'à 30 gouttes. Le calomélas était administré depuis 10 grains jusqu'à

20 ; et, quand les accidens persistaient, on renouvelait l'usage des mêmes médicamens, l'expérience ayant montré le danger de demeurer seulement quelques heures dans l'inaction, et de laisser les crampes commencer avant l'action des remèdes.

» Ce traitement est, avec de légères modifications, celui indiqué dans un ouvrage de M. David Makertienne, qui, avant de résider à Téflis, avait étudié le choléra au Bengale. Le docteur Martinengo de Turin n'en approuve point la pratique; il croit, d'après les renseignemens qu'il a recueillis en Perse et en Georgie, qu'on ne doit pas se servir d'excitans pour guérir une maladie dont les symptômes manifestent le plus haut degré d'excitation; il préfère les délayans mucilagineux, gommeux, huileux, ainsi que les bains tièdes, les lavemens anodins, accompagnés de saignées ou d'applications de sangsues. L'opium peut être ajouté, selon lui, dans les cas où la susceptibilité nerveuse est portée à un très haut degré. Quant au calomélas, ajoutet-il, remède très préconisé par les médecins anglais, on n'en doit faire usage qu'au début de la maladie, quand l'irritation n'est pas fixée d'une manière prédominante.

» Il faut dire néanmoins que ce traitement du docteur Martinengo, tout rationnel qu'il peut être, n'a point prévalu, tandis que celui qu'il tendait à réformer s'est accrédité, principalement pendant l'irruption du choléra en 1830, dans les provinces de l'empire russe. Toutefois il a éprouvé, presque dans chaque endroit, des modifications plus ou moins grandes et tout-à-fait arbitraires.

» En surgissant dans les contrées de l'Europe, le choléra n'a pas seulement retrouvé la plupart des moyens médicaux employés contre ses attaques dans l'Indoustan, mais encore les remèdes empiriques et les pratiques superstitieuses mises en usage dans les régions de l'Orient. En Russie, le peuple a eu fréquemment recours à une sorte de cataplasme brûlant fait de graines de foin bouillies, et l'on a prétendu, comme de coutume, qu'on en avait obtenu de très heureux effets. »

Nous ajouterons ici quelques lignes empruntées à l'ouvrage de M. Littré, au sujet de l'emploi de l'huile de cajeput. Cette citation ne sera pas hors de propos, puisque ce médicament a été souvent mis en usage dans les contrées où le lecteur vient de suivre M. Moreau de Jonnès.

« Plusieurs médecins anglais ont employé l'huile de cajeput dans l'Inde, et ils en ont obtenu de bons effets ; mais les médecins russes paraissent en avoir été peu satisfaits. Néanmoins elle a été essayée à Berlin, et avec succès. Il faut surtout l'administrer au début du mal ; mais, dans les périodes suivantes, elle offre encore des chances de succès. Les malades en ressentent souvent une chaleur agréable à l'estomac , qui se propage dans tout le corps.

» Elle se donne à la dose de 20 à 40 gouttes dans du thé. »

RUSSIE.

Nous ne possédons que fort peu de documens relatifs aux diverses médications employées en Russie. Tout ce que nous pourrions rassembler ici se trouve épars dans le cours de cet ouvrage ; et, pour éviter des répétitions oiseuses, nous abandonnerons au lecteur le soin de recueillir çà et là, dans notre livre, les différens traits dont l'ensemble formera la physionomie à peu près complète des méthodes russes.

Nous nous bornerons à faire connaître les moyens mis en usage par M. Lemaire, médecin de Saint-Pétersbourg, et exposés par lui dans les leçons publiques qu'il fit à l'Hôtel-Dieu de Paris, sur l'invitation du professeur Récamier, et quelques jours avant l'irruption du choléra dans cette dernière ville. L'exactitude de cette note est garantie par le soin que l'un de nous mit à la rédiger sous la dictée, en quelque sorte, du médecin dont nous allons reproduire les idées principales.

M. Lemaire pense que, dans un grand nombre

de cas, il est possible de faire avorter la maladie ; qu'il regarde comme imminente dès qu'il se manifeste une vive céphalalgie, une faiblesse inaccoutumée, et quelque trouble dans les digestions. Il administre alors du bouillon, si la faiblesse prédomine, du café ou quelque tonique si les fonctions de l'estomac ne se font plus d'une manière normale. Sous l'influence de ces simples moyens, employés surtout chez la classe indigente, réduite trop souvent à une alimentation insuffisante ou malsaine, il a vu plusieurs fois s'évanouir promptement toute menace de choléra.

Mais si, malgré les moyens préventifs, ou quelquefois subitement et sans symptômes précurseurs, le froid s'étend rapidement de la circonférence au centre, si le pouls décroît et cesse d'être appréciable tandis que la peau revêt une teinte bleuâtre, alors M. Lemaire cherche à provoquer une réaction favorable.

Il cite plusieurs cas où il est parvenu à ce but en pratiquant une saignée chez des individus robustes et dans la force de l'âge, dont le cœur offrait encore des battemens énergiques et auprès desquels il avait été immédiatement appelé ; dès que le sang coulait, les malades se sentaient renaître, la respiration devenait de plus en plus libre et forte, et, dans l'espace de quelques heures, on voyait disparaître jusqu'aux dernières traces du mal. Mais il ne conseille ce moyen que dans les circonstances analogues ; et il avoue que son emploi serait nuisible si le malade ne réunissait pas toutes les conditions dans lesquelles il en a fait usage.

A l'exception de ces cas qui sont les plus rares, M. Lemaire s'efforce d'obtenir le même résultat par une médication différente. Ainsi, il administre une légère décoction de café avec addition d'éther, une décoction de plantes aromatiques édulcorée avec le miel (boisson populaire en Russie), ou bien une infusion de camomille ; en même temps, des frictions sont pratiquées sur le ventre et les membres avec un liniment camphré ; les mêmes parties sont recouvertes de *feutre* chaud ; sur des ouvertures préalablement taillées dans le feutre, au niveau de la région du bas-ventre, on applique des vases de terre fortement chauffés, et qui agissent à la manière des ventouses. Dès que la réaction se manifeste en ce lieu, on pratique une vingtaine de scarifications, au moyen desquelles on obtient le plus souvent une grande quantité de sang ; et si l'irritation devient trop vive, on se hâte de la combattre par des fomentations émollientes fréquemment renouvelées.

Ce praticien a toujours observé de mauvais effets produits par les sinapismes dont les médecins des hôpitaux de Saint-Pétersbourg couvraient l'abdomen de leurs malades. Selon lui, il convient mieux d'agir énergiquement sur le système capillaire du bas-ventre.

M. Lemaire ne s'est pas borné à l'emploi des boissons dont nous avons parlé plus haut; dans plusieurs cas, après avoir préalablement administré une infusion tonique, il a donné le tartre stibié à la dose de 3 ou 4 grains, afin de provoquer le vomissement; et il assure qu'il a obtenu de bons effets de cette médication sous l'influence de laquelle on voyait le pouls se relever et les fonctions respiratoires s'exercer avec plus de facilité.

Le même praticien assure qu'il est extrêmement rare que, provoquée par ces moyens, la réaction se fasse avec une violence propre à inspirer des craintes sur l'issue de la maladie; cette réaction marche avec lenteur, et ce n'est que successivement que les phénomènes cholériques s'effacent et disparaissent. Il a vu, au contraire, chez un jeune homme qui fut soumis à l'emploi du bismuth, à des saignées locales et générales, qui fut couvert de sinapismes, plongé dans un bain chaud et frictionné jusqu'à dénudation de l'épiderme, survenir une réaction telle que les moyens les plus énergiques ne purent en maîtriser les accidens, et que le malade ne tarda pas à succomber avec des symptômes de congestion vers la plupart des organes importans.

Nous ne terminerons pas cet article sans rappeler une distinction établie par M. Lemaire, et que, malgré nos recherches, nous n'avons trouvée signalée nulle part. Selon ce praticien, l'abdomen, dans la maladie qui nous occupe, peut se présenter sous deux états bien différens, dont la connaissance n'est pas sans utilité pour le pronostic.

Le premier de ces états est une matité remarquable, donnant à la main la sensation d'un corps malléable et mou.

Le second, au contraire, est caractérisé par une redondance météorique très prononcée.

M. Lemaire, se fondant sur les nombreuses observations qu'il a faites, ajoute que l'état de matité, que l'on ne rencontre que chez les gens du peuple, à la suite d'une longue abstinence, est moins grave à tous égards que celui de redondance, résultat ordinaire des excès de table, et dont le pronostic est le plus souvent mortel.

POLOGNE.

(A) *Revue des diverses méthodes employées en Pologne ; opinions particulières de M. le docteur Sandras.*

Notre but étant, ainsi que nous l'avons annoncé, de présenter le tableau, aussi complet que possible, des divers traitemens employés en tous pays contre le choléra-morbus, nous consacrerons les quelques pages qui vont suivre à la thérapeutique polonaise ; mais ici, comme ailleurs, il nous faut un guide, et nous emprunterons à l'excellent ouvrage de M. Stanislas Sandras, non seulement la marche logique qu'il a suivie dans l'exposition de ces moyens, mais encore les réflexions judicieuses qu'offre cette partie de son livre.

Eau chaude.

L'eau chaude a servi de différentes manières au traitement des cholériques. Elle a été, dans un très grand nombre de cas, donnée à l'intérieur. On administrait alors aux malades, dans l'espace de deux heures, 12 à 16 verres d'eau ordinaire à une température aussi élevée qu'on puisse la supporter sans être brûlé. Après une demi-heure ou une heure de repos, on recommençait de la même manière l'administration du même moyen. Dans les cas où la maladie marchait avec moins de rapidité, on se contentait de donner un verre d'eau chaude toutes les vingt minutes ou toutes les demi-heures. M. Sandras assure qu'il pourrait citer des cas assez nombreux où, sous l'influence de ce seul traitement, il a vu des symptômes graves s'amender, et même des malades guérir ; il fait remarquer, en faveur de ce moyen, que l'hôpital juif et l'hôpital de la garde, où il a été principalement employé, sont de ceux certainement où la mortalité a été moins grande parmi les cholériques.

Injection aqueuse dans les veines.

Cette expérience a été tentée une seule fois; elle fut faite par M. Sandras et le docteur Wolff, à l'hôpital de la garde. Ces deux praticiens injectèrent dans la veine médiane du bras droit, chez un sujet présentant tous les caractères du choléra le plus grave, 6 onces d'eau ordinaire à 35 degrés Réaumur. Une saignée d'un poids à peu près égal avait été pratiquée immédiatement avant; et, pendant l'opération, la médiane de l'autre bras, qui donnait très peu de sang, fut tenue ouverte. Toutes les précautions furent prises d'ailleurs pour qu'il ne s'introduisît pas dans le système circulatoire une bulle d'air. Le malade n'accusa qu'un peu de douleur pendant l'opération; mais, immédiatement après, les accidens de la maladie s'aggravèrent, et il expira au bout d'une heure et demie.

Bains.

Ce moyen a été souvent employé; mais les précautions à prendre dans le transport des malades, au sortir du bain, ne pouvant être observées dans la plupart des hôpitaux, on n'a pu toujours obtenir les résultats que promettait cette méthode.

Eau froide.

M. Sandras, d'après plusieurs faits qu'il a recueillis, est porté à croire que le froid peut avoir quelque utilité dans le traitement du choléra. Il ajoute qu'il a vu lui-même employer plusieurs fois, sans succès, les affusions d'eau froide sur la tête de malades plongés dans un bain d'eau chaude.

Calomel.

Le calomel, préconisé dans l'Inde comme un spécifique, échoua entre les mains des médecins qui l'administrèrent en Pologne. (Nous consacrerons plus loin un article spécial au docteur Searle, dont la pratique fut une des plus meurtrières.)

Nous nous bornerons ici à répéter, d'après M. Sandras, que MM. Wolff et Kœhler, qui faisaient aussi usage de ce médicament, l'administraient, associé à l'eau chaude et au sucre pulvérisé, à la dose de 6, 8 ou 10 grains par heure, qu'on répétait quatre, six ou même dix fois dans la journée. Ce traitement était souvent ainsi continué pendant trois ou quatre jours, et quelquefois il augmentait les accidens qui se rapportent au tube digestif, tandis que rarement il amenait un changement favorable dans l'état du malade.

Saignée.

M. Sandras ne croit la saignée efficace que dans des circonstances données, c'est-à-dire lorsque la constitution du sujet ou quelque congestion locale l'indique. Suivant lui, cette opération est au moins nuisible dans le plus grand nombre des cas. Parmi les cholériques de l'armée polonaise, qui tous étaient saignés au début, d'après un ordre du médecin en chef, il n'a pu constater une seule guérison. Cependant il a remarqué qu'après la phlébotomie (pratiquée au début), le pouls se relève ordinairement, et que le malade se trouve soulagé; mais cette amélioration n'est que momentanée, et le plus souvent le mal ne tarde pas à reprendre sa marche funeste.

Quant aux émissions sanguines par les sangsues, ordinairement employées au début de l'affection ou vers le moment de la réaction, M. Sandras ne leur attribue pas d'autres effets que ceux de la saignée par la lancette; il ne nie pas cependant qu'elles aient quelquefois réussi à diminuer la douleur et l'anxiété qui existent à l'épigastre; mais il a remarqué que le plus souvent les sangsues refusent de mordre. Les ventouses scarifiées lui semblent aussi peu utiles, en raison de la faible quantité de sang que l'on parvient à extraire par ce moyen.

Nitrate de bismuth.

Nous donnerons plus loin des détails sur le mode d'administration de ce médicament, auquel se rattache le nom du docteur Léo, de Varsovie ; nous dirons seulement ici que M. Sandras partage l'opinion de tous les médecins sur les déplorables effets de cette méthode.

Insolation.

M. Sandras eut l'idée d'essayer l'effet de l'insolation sur quelques cholériques ; on les exposa sur de la paille sèche au soleil de juillet, avec la précaution de leur mettre la tête à l'ombre, et de la couvrir d'un linge constamment humide. Les résultats ne confirmèrent pas les espérances de ce praticien.

Frictions.

Les frictions, soit sèches et simples, soit sèches et aromatiques, soit humides et aromatiques, et long-temps continuées, ont souvent ranimé la chaleur, et diminué la fréquence et l'intensité des crampes.

Sinapismes.

Appliqués sur l'épigastre, sur l'abdomen ou les extrémités inférieures, les sinapismes ont produit d'excellens effets. On peut les employer à diverses époques de la maladie.

Vésicatoires.

Les vésicatoires ont été appliqués dans les mêmes circonstances que les sinapismes , et ont eu à peu près les mêmes résultats, quand ils ont été prescrits dans les cas où le choléra était suivi d'une affection typhoïde.

Moxas à l'alcool.

Dans les choléras fort intenses, on a usé fréquemment du moxa à l'alcool. On étendait sur l'abdomen un linge imbibé d'alcool que l'on enflammait. Il en résultait tantôt une brûlure très superficielle, tantôt au contraire une escare profonde, et, dans tous les cas, une vive douleur et une excitation momentanée de la circulation. Beaucoup de malades ont succombé sous les yeux de M. Sandras ; il cite néanmoins des cas inespérés de guérison dus à ce moyen énergique.

Acupuncture.

Des aiguilles ont été enfoncées dans diverses parties du corps, et même dans le cœur , sans qu'il en soit résulté rien d'appréciable, ni en bien ni en mal.

Divers excitans donnés à l'intérieur.

« Au premier rang, dit M. Sandras, se place le décoctum de salep, espèce de boisson fade composée d'eau et de fécule de salep bouillie, mêlée à une petite quantité de rhum, et qui servait à la fois de tisane et d'aliment aux malades; les infusions de menthe, de camomille, de mélisse, etc. ; la potion anti-émique de Rivière, qui manquait le plus souvent son effet; la potion acidulée avec l'acide sulfurique; l'infusion de valériane et d'arnica; la mixture dissolvante composée du formulaire de Varsovie; enfin le décoctum de baies de genièvre, destiné à rétablir la sécrétion urinaire. Tous ces médicamens n'avaient d'autre but que de satisfaire un désir du malade, et de calmer ou de diminuer momentanément la soif ou les vomissemens. »

Oxigène.

Quelques cholériques ont été soumis à cette expérience, qui consiste à faire respirer de l'oxigène; mais cette tentative n'a pas eu plus de succès en Pologne qu'en Russie, où elle avait déjà été faite.

Sulfate de quinine.

M. Sandras a employé le sulfate de quinine, sans obtenir aucun effet marqué. M. Fiedler, médecin de l'hôpital des cholériques à Modlin, lui avoua qu'il avait abandonné ce moyen à la suite de nombreux revers.

Racine de Colombo.

M. Fiedler tenta aussi vainement l'emploi de la poudre de racine de colombo.

La poudre de Dower, l'ambre, le musc, le castoréum, le sulfate de zinc (à la dose de 8 grains), les éthers sulfurique et nitrique, les gouttes d'Hoffmann, tous ces médicamens ont été successivement employés en Pologne, mais le docteur Sandras n'a pas eu l'occasion de constater leur effet.

Eau chlorée.

C'est plutôt contre le choléra passant à l'état de typhus, que contre le choléra lui-même, que cette médication était conseillée. *L'eau chlorée* se composait de trois onces d'une dissolution de chlore mêlée avec une quantité égale d'eau ordinaire, et que l'on édulcorait avec un sirop simple.

Mixture de scudamore.

Pour rétablir la sécrétion de la bile, le docteur Malet donnait cette mixture, composée de *magnésie*, *d'eau de menthe poivrée* et de *vinaigre colchique*. M. Sandras ajoute qu'il ignore quel a été le succès de ce remède, que M. Malet n'administrait que dans sa pratique particulière.

Ammoniaque.

Incorporée dans une potion prise à petites doses, *l'ammoniaque* a été souvent employée en Pologne, à l'état de *sous-carbonate*, *d'ammoniaque liquide*, *de nitrate*, *d'hydrochlorate* ou de *succinate*. Le médecin auquel nous empruntons tous ces détails a cru reconnaître plus d'efficacité à cette médication qu'à la plupart de celles dont nous avons parlé, d'après lui, jusqu'à présent.

Extrait de noix vomique.

Cette préparation a été administrée contre les complications qui suivent le choléra, et principalement le typhus à sa dernière période; mais son emploi, souvent meurtrier, ne fut que bien rarement suivi de guérison.

Phosphore.

A la demande de M. Sandras, le docteur Wolff prescrivit à quatre malades le phosphore, dissous à la dose de 3 grains dans 3 gros d'éther; on administrait à ces malades, trois ou quatre fois par jour, un verre d'eau chaude contenant de 20 à 3o gouttes de cette dissolution. Sur ces quatre individus, atteints d'un choléra intense et très avancé, deux furent guéris; les deux autres succombèrent.

Emétiques et purgatifs.

A toutes les périodes de la maladie, les évacuans ont été mis fréquemment en usage pour expulser les mucosités contenues dans le tube digestif, pour activer la sécrétion de la bile ou dans le but de remplir quelque autre indication particulière.

Tartre stibié. — Ipécacuanha.

Quoique M. Sandras n'ait jamais observé les bons effets que plusieurs praticiens attribuent à ces deux médicamens administrés à des doses vomitives, il pense cependant que, dans certains cas, ils peuvent être utiles en remédiant au sentiment de plénitude de l'estomac.

Rhubarbe.

Poudre ou teinture, la rhubarbe, associée souvent à une dose légère de carbonate de potasse, a produit quelquefois d'heureux effets. M. Sandras pense que son emploi peut être avantageux dans la seconde période de la maladie, alors que l'on veut remédier à l'embarras gastrique ou intestinal, et rétablir les sécrétions du tube digestif.

Opium.

Seul ou associé à d'autres substances, l'opium a été administré sous toutes les formes. Les médecins de Varsovie, après l'avoir employé avec succès au début de l'épidémie, renoncèrent à en conseiller l'usage, effrayés par les symptômes de congestion cérébrale survenus chez plusieurs cholériques. M. Sandras a cependant constaté les bons effets de cette substance, donnée au commencement de la maladie ainsi que dans la diarrhée qui précède ordinairement l'invasion du choléra.

Belladone.

L'extrait aqueux de belladone a été quelquefois employé, mais sans effet bien marqué.

M. Sandras termine ici son examen critique des diverses médications, essayées par lui-même, ou sous ses yeux par d'autres médecins. Il n'a pas borné là son rôle d'observateur, et nous regrettons que le cercle étroit dans lequel nous renferme le but de notre livre ne nous permette pas de le suivre dans les considérations neuves et pleines d'intérêt dont il a enrichi son ouvrage.

(B) *Méthode du docteur Léo, chargé du service militaire de la maison de Krzemmaki.*

Ce médecin administre le sous-nitrate de bismuth à la dose de trois grains, avec addition de sucre, toutes les deux ou trois heures, selon les circonstances ; le malade prend, en même temps, une tisane de mélisse. Si les crampes surviennent, elle sont combattues par des frictions faites plusieurs fois par jour avec un mélange chaud d'une once de liqueur caustique d'ammoniaque et de six onces d'esprit d'angélique composé. Ce traitement doit être continué quelquefois pendant quarante-huit heures sans interruption, ou mieux encore jusqu'à ce qu'il s'établisse une sécrétion d'urine abondante.

Dans les cas où la langue est revêtue d'un enduit jaunâtre épais, l'addition de trois grains de racine de rhubarbe à chaque dose du médicament indiqué paraît être très favorable.

Aussitôt que la diathèse est établie, on peut, pendant quelques jours, se borner à donner une seule dose de poudre, matin et soir.

Chez les sujets jeunes et très sanguins, on peut tirer six à huit onces de sang ; et si les malades accusent de fortes douleurs à l'épigastre, il est nécessaire d'y appliquer de 12 à 16 sangsues avant de commencer l'usage du sous-nitrate de bismuth.

Nous citons cette méthode parce qu'elle a joui d'une grande réputation ; mais il résulte d'expériences tentées à Varsovie que cette médication, s'il est vrai qu'elle fut jamais heureuse, n'obtint des succès qu'entre les mains de son auteur.

(C) *Méthode du docteur Searle (Anglais).*

Venu en Pologne pour y combattre le choléra à l'aide de l'expérience qu'il avait acquise dans l'Inde, ce médecin vit sa méthode échouer dans le plus grand nombre des cas. Partisan de l'em-

ploi du calomel, comme la plupart des praticiens anglais, il administre ce médicament associé
avec le sucre, dès l'apparition des premiers symptômes de la maladie, depuis six jusqu'à vingt-
quatre grains, toutes les deux heures et quelquefois
toutes les heures.

Ici le calomel est donné comme purgatif, pour
faciliter l'expulsion des matières qui recouvrent la
muqueuse intestinale et pour provoquer l'excrétion de la bile, dont la présence dans les matières
vomies et les déjections alvines est généralement
d'un bon augure.

Pour faciliter les vomissemens, M. Searle a souvent employé un soluté d'hydrochlorate de soude,
ainsi préparé:

Eau chaude saturée de sel de cuisine,	une once.
Eau ordinaire,	quatre onces.

A prendre en une fois, et à renouveler une seconde si les vomissemens n'ont pas lieu.

Aussitôt que le malade a cessé de vomir, des
frictions sèches avec une brosse ou un morceau
de flanelle sont pratiquées sur tout le corps; et,
deux heures après, on administre de nouveau le
soluté ci-dessus, mais froid; puis deux cuillerées
de salep clair. A mesure que le pouls se relève, que
les sueurs reparaissent, on éloigne de plus en plus
les doses du soluté salin.

Ce médecin ordonne, mais rarement, des saignées générales ou locales ; l'emploi des sinapismes sur l'épigastre accompagne toujours les autres moyens qu'il met en usage. Pour rendre les forces au malade, pour ramener la chaleur à la peau, il donne le mélange suivant :

Alcool rectifié,	deux onces.
Eau ordinaire,	six onces.

M. Foy, auquel nous empruntons cet article et celui qui précède, assure que, sur 22 malades traités pas cette méthode, 18 ont succombé ; et que, pendant lés trois mois de séjour de M. Searle à Varsovie, cette effrayante proportion fut toujours à peu près la même.

Liniment des Juifs de Wissnitz.

Vinaigre,	1 livre.
Alcool rectifié,	2 livres.
Camphre pulvérisé,	1 once.
Piment pulvérisé,	1/2 once.
Farine de moutarde,	1 once.
Ail pilé,	1/2 once.
Cantharides pulvérisées,	2 gros.

Ce médicament, qui a pour but d'exciter, de ranimer la chaleur de la peau, et dont on frictionne la surface du corps des malades, a, dit-on, guéri à Bocknia, en Gallicie, 202 Juifs sur 240. (*Du cho-*

léra-morbus de Pologne, par F. Foy, page 72).
M. Bricheteau, à l'hospice Necker, a employé ce
liniment avec quelque avantage.

(D) *Le docteur Foy.*

M. Foy est l'un des médecins français qui s'em-
pressèrent de porter à la malheureuse Pologne le
seul secours qu'il nous fût permis de lui offrir. En
arrivant à Varsovie, il demanda et obtint le service
des cholériques de cette ville; et, là, ayant remarqué avec quelle répugnance on administrait à ces
malades les soins que réclamait leur position, il
n'hésita point à donner, par une expérience déci-
sive, un démenti formel aux idées de contagion généralement répandues dans le peuple, et partagées
même par quelques hommes de l'art. Il parvint
ainsi à prouver, d'une manière péremptoire,
que l'on pouvait impunément apporter, dans le
traitement du choléra, la même sécurité et le même
dévouement que dans toute autre maladie. Ses expériences furent bientôt connues; elles lui valurent
des distinctions justement méritées, et la faveur de
faire seul le service des cholériques à l'hôpital
Ouyazdow; c'est dans cet hospice et celui de Baga-
telle qu'il recueillit les observations intéressantes
qu'il a publiées; là aussi il mit en usage le traitement dont nous allons parler, empruntant jusqu'aux expressions de sa brochure.

« Il existe, selon moi, dit ce médecin, une méthode de traitement uniforme, constante, applicable dans tous les cas de choléra très violent; c'est celle qui consiste à employer d'abord tous les moyens capables de produire une réaction prompte, indispensable, et sans laquelle, quoi qu'on fasse, on a la douleur de voir périr tous les malades. On aura beaucoup d'espoir d'obtenir cette réaction, si les malades, dès l'invasion, sont apportés dans les hôpitaux; si, en ville, le médecin est appelé à temps; si, enfin, on a recours assez promptement aux frictions, aux bains, à l'application des corps chauds autour du malade..............................
....

« A l'hôpital Ouyazdow, dès qu'un cholérique arrivait dans ma salle, je le faisais coucher dans un lit, préalablement bassiné, et envelopper dans une couverture de laine chaude. Des briques chaudes étaient placées à ses pieds; des frictions sur les membres et la surface du corps, avec un morceau de flanelle imbibé d'eau-de-vie ou de vinaigre camphré, étaient long-temps et constamment pratiquées. Je crois que des vapeurs de camphre, dirigées dans le lit et autour du malade, auraient encore été très utiles, préférables même à cause du refroidissement qui a lieu à la surface du corps par le fait de l'évaporation du liquide employé; aussi m'arrivait-il souvent de préférer les frictions sèches, à l'aide de brosses, aux frictions humides. Enfin, j'ai quelquefois fait respirer du gaz oxigène au malade. Pendant ce temps, des boissons chaudes étaient données en abondance ; un bain général, à 28 ou 29 degrés (Réaumur), était préparé, et le malade y restait plongé pendant 25 à 30 minutes ; on le reportait ensuite dans son lit, avec toutes les précautions possibles pour qu'il ne se refroidît pas.

» Cette première indication remplie, la réaction ayant eu lieu, c'est-à-dire, dès que la chaleur et le pouls s'étaient manifestés de nouveau, je faisais pratiquer une saignée du bras, de huit à douze onces, selon la force du sujet. Cette saignée n'est pas indispensable ; mais lorsqu'une émission sanguine est indiquée, lorsque les sujets sont jeunes, forts, pléthoriques, c'est à cette époque du traitement qu'elle doit être pratiquée, et non plus tôt. Plus tôt, elle est impossible, dangereuse même, car le sang est comme coagulé, il ne coule pas ou ne tombe que par gouttes ; dangereuse aussi, en raison du temps précieux que l'on perd à plonger les mains et les avant-bras des malades dans l'eau chaude. . . . .

» Les vomissemens et les déjections alvines, que je regarde comme nécessaires dans le commencement de la maladie, et qu'il est souvent bon de faciliter par un vomitif et un laxatif, à cause de la plénitude des organes digestifs, étaient-ils trop abondans, trop souvent répétés? j'administrais soit la potion de Rivière, avec ou sans addition de 8 à 12 gouttes de laudanum, soit un lavement amylacé et opiacé. Lorsque, au contraire, la langue était chargée, jaunâtre, qu'il y avait de la constipation, javais recours à 20 ou 30 grains de poudre d'ipécacuanha, ou 2 ou 3 grains d'émétique que je faisais prendre dans un verre d'eau chaude, et une once d'huile de ricin remplaçait la seconde indication.

» Les douleurs thoraciques et abdominales étaient-elles très vives, persistantes? quelques sangsues (20 ou 30), quelques ventouses scarifiées (8 à 12), étaient promptement appliquées. Les hoquets étaient combattus par des sinapismes, placés sur la région diaphragmatique ; enfin des crampes, des douleurs convulsives du dos et des membres tourmentaient-elles le malade? je faisais usage des antispasmodiques ou de bains long-temps prolongés, et des opiacés.

» Quant aux symptômes cérébraux que l'on observe quelquefois dans le choléra, à la chaleur de la peau, à la sécheresse de la langue, aux caractères typhoïdes, aux parotides, à l'œdème des jambes et des pieds qui se manifestent aussi très souvent après quelques jours de la maladie, je les combattais par les émissions sanguines générales ou locales, les boissons émollientes ou acidulées, froides ou légèrement tièdes, etc., par des sangsues et des cataplasmes, par des linimens préparés avec l'huile d'olive et celle de térébenthine.

» Tel est le mode de traitement que j'ai suivi à Varsovie depuis les premiers jours de juillet jusqu'à la fin d'août, époque à laquelle le choléra a presque cessé de régner. Tel est celui avec lequel je n'ai perdu qu'un malade sur trois.

» Si j'avais de nouveaux cholériques à soigner, je remplacerais quelquefois les boissons chaudes par quelques cuillerées d'eau froide; j'appliquerais la glace sur l'épigastre et sur l'abdomen comme moyen révulsif; je donnerais des bains contenant chacun une ou deux livres de farine de moutarde, afin d'exciter davantage la peau.»

M. Foy ajoute que, dans le but d'agir directement sur la moelle épinière, siége présumé de la maladie, il a employé la teinture de noix vomique à la dose de 4 à 6 gouttes dans 4 onces d'eau distillée d'arnica, et une once de sirop simple; mais il avoue que cette médication n'a pas été suivie de succès.

AUTRICHE.

(A) *Traitement du choléra-morbus de Vienne.*

(Article communiqué par le maréchal Maison.)

Le choléra-morbus apparaît sous diverses formes ; il est annoncé par quelques symptômes précurseurs ; il se modifie presque chez chaque malade selon son individualité, et doit par conséquent être traité d'après les circonstances. Il n'y a point de remède général contre cette maladie, et il n'y en aura jamais.

S'il y a des symptômes précurseurs, on doit les faire disparaître suivant les circonstances. Lorsque depuis quelque temps il y a eu un manque d'appétit ou des maux d'estomac, on doit donner au malade un vomitif ; si la diarrhée est très liquide, on lui fait prendre du thé chaud avec la poudre de Dower, ou une infusion d'arnica avec de l'opium, et on lui fait garder le lit ; lorsqu'il y a constipation, on donne de la rhubarbe avec de la magnésie calcinée.

Aussitôt qu'il y a des palpitations et des symptômes de congestion, on administre une dissolution de tartre, de l'acide sulfurique étendu, et même une saignée.

Lorsque le choléra s'est réellement déclaré, on doit donner de suite un vomitif d'ipécacuanha de

10 à 15 grains : si dans une heure ce remède n'a pas produit l'effet qu'on en attendait, il faut le répéter. Un vomitif de cette sorte est du meilleur effet dans chaque degré de la maladie, alors même qu'il y aurait eu déjà des vomissemens et de la diarrhée, ou l'un de ces deux symptômes.

En même temps on doit réchauffer le malade et le faire transpirer, sans cependant qu'il en soit incommodé ; ce qui produit nécessairement une grande faiblesse, et quelquefois des maladies nerveuses et des congestions terribles. On place donc le malade dans un lit réchauffé ; on le couvre plus chaudement que de coutume, et on entoure ses membres raidis de serviettes chaudes : on peut les frotter lentement avec de la flanelle ; ensuite on place des cruches de grès remplies d'eau bouillante autour du corps et aux pieds. On couvre le bas-ventre avec du son, de l'avoine ou de l'orge chauds, et l'on fait prendre une infusion de racine de guimauve ou de fleurs de tilleul : le thé de mélisse ou d'une autre plante aromatique est trop échauffant, et dégoûte le malade.

Plusieurs médecins s'écartent de cette méthode générale en faisant frotter de suite les extrémités de leurs malades avec de la glace, pendant un quart-d'heure ou une demi-heure, et les font ensuite essuyer et envelopper dans un linge réchauffé ; et si la chaleur naturelle ne revient pas au bout d'une heure, ils recommencent de nouveau le même procédé.

Si les vomissemens continuent après que le vomitif a été administré, on doit les arrêter par un bouillon salé ou par une petite dose de poudre de Dower, ou par de petites portions d'eau glacée. Contre la diarrhée on fait prendre une infusion de colombo, d'ipécacuanha, seule ou mêlée avec des absorbans, et en même temps des lavemens de farine d'empois avec un jaune d'œuf, mais sans opium. S'il y a des tranchées jointes à la diarrhée, on met un cataplasme de graine de moutarde sur le bas-ventre.

Lorsqu'il y a des crampes, on doit faire des frictions sèches avec de la flanelle, du camphre, de l'esprit-de-vin, de salmiac, de l'angélique, et le liniment volatil avec ou sans opium; en même temps on emploie souvent des remèdes intérieurs, savoir, du musc, du camphre, de la teinture de castoréum, etc.

Si par ces remèdes les crampes ne disparaissent pas des mollets et des bras, le malade peut éprouver un grand soulagement en se faisant faire, par une seconde personne, une pression forte et permanente au dessus de la partie souffrante, pendant qu'une autre frotte et presse les membres engourdis (1).

(1) Nous avons employé plusieurs fois ce moyen, et nous en avons obtenu de très bons effets.

Seulement, lorsque le malade a des congestions fortes, on doit lui faire tirer du sang ; il est cependant prudent d'employer ce moyen, principalement avant le vomitif, chez les personnes sanguines, dont le pouls est encore sensible, ou qui souffrent de congestions à la tête.

Si le sujet malade est âgé ou faible, on doit se contenter de lui appliquer des sangsues, que l'on place, si le sang monte à la tête, aux tempes et derrière les oreilles.

On doit faire prendre au commencement de la maladie, et pendant son cours, du thé, de la tisane gommeuse, ou de l'eau glacée aiguisée avec un acide minéral.

Lorsque le malade tombe dans le *stadium soporosum*, c'est-à-dire qu'il est dans un état d'assoupissement et d'engourdissement, on doit lui poser des sangsues, des cataplasmes de graine de lin, tant aux extrémités qu'à la nuque.

Plusieurs individus malades à ce degré, et que l'on jugeait dans un état désespéré, furent rendus à la vie et à la santé, en les plaçant dans un bain d'eau glacée.

La convalescence dure long-temps, et réclame toute l'aptitude, le soin et l'attention du médecin, ainsi qu'une observation stricte du traitement ordonné par celui-ci au malade.

(B) *Méthode du docteur Sophianopoulo.*

Ce médecin quitta Paris au commencement du mois d'août 1831, dans le but de visiter les pays où le choléra sévissait alors; il observa successivement cette maladie en Hongrie, en Gallicie, en Boukouvine, en Moldavie et à Vienne; et, de retour en France, il publia le résultat de ses observations dans une brochure pleine d'intérêt, et qui porte un cachet remarquable de véracité.

N'ayant jamais vu de cholériques avant cette époque, n'emportant aucune opinion bien arrêtée sur cette affection et sur le traitement qui lui convenait, il se borna, dans les premiers temps, à étudier l'effet des médications usitées dans les villes qu'il parcourait : forcé lui-même d'agir quelquefois, il mit d'abord en usage les moyens thérapeutiques conseillés par les médecins avec lesquels le hasard l'avait mis en rapport ; mais il ne tarda pas à porter sur la maladie un jugement qui ne lui permit plus d'avoir recours à ces remèdes.

Notre but n'étant point de discuter la valeur des diverses méthodes, et celle du docteur Sophianopoulo ayant d'ailleurs été adoptée par un grand maître, à quelques légères variantes près, nous la donnerons ici, sans ajouter aucune réflexion qui nous soit propre.

Appelé auprès d'un cholérique, ce médecin fait d'abord chauffer l'appartement d'une manière convenable ; il fait coucher le malade dans un lit sans draps, et l'enveloppe dans une couverture de laine préalablement chauffée ; on bassine le lit, on le garnit de bouteilles d'eau bouillante, et l'on met par-dessus d'autres couvertures.

Si les extrémités sont froides, si le pouls n'est plus appréciable, il faut continuer à réchauffer le malade, non par des moyens immédiats (il faut le laisser en repos), mais en bassinant la couverture qui l'enveloppe et celles qui le couvrent, et surtout en multipliant les bouteilles autour de son corps. S'il est nouvellement affecté, s'il jouit ordinairement d'une santé robuste, si le visage et les extrémités ne présentent pas la teinte cyanique, il faut appliquer de 3o à 6o sangsues sur l'épigastre et sur les parties du bas-ventre où lui-même accuse de la douleur. Mais si, malgré la froideur des extrémités, le pouls persiste, le nombre des sangsues à appliquer sur les mêmes parties peut être porté à 1oo et même 12o. Les piqûres seront recouvertes ensuite de cataplasmes bien chauds, entre deux linges, que l'on changera toutes les deux heures, et sur lesquels on répandra de la teinture d'opium, de belladone, de colchique ou de safran, en quantité variable d'une drachme à une once et même deux.

Si la chaleur et le pouls existent, si le malade est d'une bonne constitution, on peut lui faire une saignée générale, et appliquer en même temps les sangsues, mais en moins grand nombre.

Pour combattre les vomissemens, on donnera d'abord de petites cuillerées d'eau clarifiée aiguisée avec le jus de citron ou l'acide sulfurique, à la dose d'une demi-goutte pour une verrée. Après une demi-heure environ, le verre contenant la boisson sera entouré de glace, et on continuera à administrer le liquide sans interruption et par petites gorgées. Aussitôt que l'estomac sera habitué au froid, on administrera, toutes les cinq minutes, de petits morceaux de glace, en engageant le malade à les avaler avant qu'ils ne soient fondus.

Selon M. Sophianopoulo, le vomissement cède le plus souvent à ce moyen; mais s'il persistait, et que le pouls eût reparu, il faudrait revenir aux sangsues, surtout autour du pharynx, le long de l'œsophage, et vis-à-vis du cardia. Il fonde son opinion à cet égard sur les traces d'inflammation qu'il a observées sur ces parties dans toutes les autopsies de cholériques morts à la suite de vomissemens.

Les sinapismes sur la région épigastrique, les vésicatoires, l'eau bouillante, ont eu quelques succès dans certains cas; mais ce dernier moyen, trop énergique, a été suivi d'accidens tétaniques.

15 à 5o sangsues, selon l'état du pouls et les forces du malade, ont produit de bons effets, appliquées à l'anus pour combattre la diarrhée. S'il y a des douleurs dans quelque partie du bas-ventre, il faut y placer aussi des sangsues en grand nombre, et les remplacer, aussitôt après leur chute, par des cataplasmes émolliens bien chauds aspergés de laudanum, à la dose d'une drachme à une et même deux onces.

Dès que les sangsues ont cessé de donner du sang à l'anus, il faut se hâter d'administrer des quarts de lavemens faits avec la décoction de graine de lin, de gruau, de riz, d'amidon, avec addition de 10, 20, 3o, 4o, 6o, jusqu'à 100 et 15o gouttes de laudanum de Rousseau. Pour arriver à ce point d'administration du laudanum sans aggraver les congestions du cerveau, on commencera par de petites doses, et l'on augmentera progressivement.

L'ipécacuanha a souvent arrêté la diarrhée rebelle d'une manière instantanée, mais jamais sans danger pour la vie des malades. Les sinapismes sur l'épigastre, la pommade stibiée sur la même région, ont produit le même résultat, sans exposer au même danger. Quelques succès peuvent être attribués à des quarts de lavement, où entrait une solution de gomme arabique et de colle de poisson.

Il est inutile de dire que ces deux traitemens, celui des vomissemens et celui de la diarrhée, doivent être combinés lorsqu'il y a coïncidence de ces deux phénomènes ; seulement alors le nombre des sangsues appliquées à chaque région doit être moindre.

M. Sophianopoulo prétend avoir trouvé toutes les membranes qui entourent la moelle épinière gorgées d'un sang noir épais et tenace chez les individus cholériques morts à la suite de crampes violentes. Cette observation l'a conduit à appliquer des sangsues le long de la colonne vertébrale, dans les cas semblables, et à recouvrir ensuite le lieu qu'elles occupaient de cataplasmes chauds et laudanisés. Si les crampes occupent les extrémités inférieures, l'application est faite à partir du sacrum ; si leur siége est dans les bras, la saignée locale est pratiquée aux environs des apophyses épineuses dorsales et cervicales.

Ce médecin se fonde aussi sur les altérations cadavériques qu'il a observées pour tenter de ramener la voix à son timbre ordinaire par l'application des sangsues au cou ; ici, comme ailleurs, il recouvre les piqûres de cataplasmes laudanisés.

Si le malade tombe dans la somnolence, et que le pouls soit conservé, il ordonne une saignée générale et une application de sangsues aux apophyses mastoïdes. La glace maintenue sur la tête par une vessie, tandis que les pieds sont recouverts de sinapismes, a quelquefois réussi à faire cesser cet état.

Enfin, pour ramener l'excrétion des urines, ce praticien conseille l'emploi des cataplasmes sur la région rénale et sur le pubis, avec des frictions de teinture de scille sur les mêmes parties.

La brochure dont nous venons d'analyser une partie est terminée par des conseils hygiéniques aux gens du monde. Le régime alimentaire que prescrit le docteur Sophianopoulo ne peut être suivi que par les personnes riches, et nous regrettons que sa sollicitude ne se soit pas étendue, sous ce rapport, jusqu'à la classe si nombreuse des hommes maltraités par la fortune.

PRUSSE.

(A) *Le docteur Casper.*

Ce médecin a souvent employé le froid contre le choléra-morbus ; usitée en Perse, cette méthode, essayée par les médecins allemands, obtint, suivant eux, de nombreux succès entre leurs mains. Nous empruntons le fragment qui suit à l'ouvrage publié par M. Littré, sur le choléra oriental.

« J'appelle l'attention des médecins sur l'emploi

du froid, dit M. Casper. Celui qui veut s'en servir doit consulter les Indiens, et surtout ne pas perdre courage trop tôt; il n'y a pas de maladie où l'on désespère aussi vite que dans le choléra. S'il est encore quelque indication dans les cadavres vivans, qui, frappés par le choléra asphyxiant, restent froids et sans pouls, dans un demi-sommeil, ce ne peut être que de rétablir l'équilibre entre la circulation de la périphérie et celle de l'intérieur, et d'enlever, par un puissant excitant, la congestion interne. Tout médecin a reconnu que les bains chauds ou de vapeur, que les irritans, étaient bien insuffisans. L'eau froide est alors d'un grand secours. Je fais arroser le corps du malade avec de l'eau, et j'y joins, toutes les trois ou quatre heures, des douches également froides. Dans l'intervalle, des applications glacées sont faites sur la tête, la poitrine et le ventre, et je ne donne aux malades que de l'eau froide à boire; en outre, des lavemens d'eau froide avec le sel ou le vinaigre sont administrés. Cette médication doit être suivie avec persévérance. Si le pouls se relève, les affusions sont continuées avec de l'eau tiède. Dans les cas graves, je ne fais plus pratiquer de saignées, car cette opération n'est qu'un tourment de plus pour les malades. »

(B) *Le professeur Dieffenbach.* (*Transfusion du sang.*)

Nous empruntons à l'ouvrage du docteur Scoutetten (1) les trois observations suivantes :

« Le 15 octobre 1831, à neuf heures du matin, la première opération fut faite par M. le professeur Dieffenbach, dans l'hôpital de M. Boehr, à Berlin.

» Le sujet de l'opération se nommait Frédérik Muller, homme fort, bien constitué, âgé de vingt-sept ans.

» Cet homme était malade depuis deux heures et quart de la nuit; l'opération fut faite sept heures et quart après l'invasion de la maladie.

» Voici l'état du malade avant la transfusion : Yeux entr'ouverts, enfoncés dans les orbites; globes oculaires tournés en haut; narines serrées; joues creuses, pommettes saillantes; bouche entr'ouverte; langue froide, ainsi que toute la face; respiration courte, précipitée; couleur violette des pieds et des mains; absence complète de pouls; peau des doigts fortement plissée. Malgré cet état fâcheux, le malade conserve la conscience de ce qui se passe près de lui.

(1) *Relation historique et médicale de l'épidémie de choléra qui a régné à Berlin en* 1831, par H. Scoutetten.

» La veine jugulaire droite étant mise à nu dans l'étendue d'un pouce, et ouverte dans le sens longitudinal, un tuyau de plume y est introduit.

» Le sang est fourni par un jeune docteur, robuste et aux cheveux bruns, âgé de vingt-huit ans. Son sang, tiré de la veine médiane, est aussitôt pris avec une petite seringue en étain, préalablement chauffée. On injecte alors dans la veine du malade une once et demie de sang.

» D'abord, insensibilité presque complète; puis le malade fait deux inspirations profondes et successives; les paupières s'ouvrent et se ferment avec précipitation; cinq minutes après l'injection, mouvemens convulsifs de la tête, qui est portée fortement en arrière; bientôt après, mouvemens convulsifs des jambes, des bras et de tout le tronc; décomposition des traits de la face; cris et gémissemens plaintifs. Ces phénomènes effrayans durent un peu moins d'une minute: ils cessent tout-à-coup, le malade est mort.

» L'ouverture du cadavre ne fit rien connaître d'extraordinaire; nous ne trouvâmes que les altérations constamment rencontrées chez les autres individus morts du choléra.

» Le même jour, à dix heures du matin, la transfusion est opérée sur la veuve Weber, âgée de soixante-cinq ans. Cette femme, tombée malade dans la nuit, est entrée à l'hôpital de M. Boehr, le quinze, à huit heures du matin.

» Lorsque je vis la malade, elle offrait les symp‑tômes suivans : yeux enfoncés, entourés d'un cer‑cle brunâtre ; joues creuses, pommettes saillantes ; langue froide ; mains et pieds froids ; absence com‑plète de pouls ; vomissemens et déjections rares ; il n'y a eu qu'un seul vomissement depuis l'entrée à l'hôpital ; présence d'esprit entière. La malade n'a pris aucun médicament actif ; elle n'a reçu qu'un bain de vapeur.

» M. Dieffenbach procède à la transfusion. La veine médiane du bras gauche est ouverte dans la longueur d'un demi-pouce ; il en sort très peu de sang ; on y introduit un tuyau de plume qui sert à injecter le sang d'un élève blond, petit, âgé de vingt-trois ans et demi. La première injection fait pénétrer une once de sang ; elle ne produit aucun ef‑fet. La deuxième injection introduit la même quan‑tité de sang ; la malade fait alors deux inspirations un peu précipitées ; il y a un peu d'agitation dans les yeux ; on lui donne à boire de la tisane de menthe, et elle boit avec facilité ; je lui demande si elle souffre, elle répond que non.

» L'opérateur voulant introduire une plus grande

quantité de sang, ouvre la veine jugulaire gauche ; il injecte d'abord un gros d'eau tiède pour s'assurer qu'il n'existe pas d'obstacle au cours du sang ; puis il injecte aussitôt, mais en deux fois, deux onces sept gros de sang. La malade n'éprouve rien. Toute la journée s'est passée tranquillement ; le pouls n'a pas reparu ; les accidens ont suivi leur cours, et la mort est arrivée à quatre heures après midi, six heures après l'opération.

» Le lendemain, 16 octobre, un vieillard âgé de soixante-un ans, atteint du choléra, entre à l'hôpital de la rue des Cuisiniers, à Berlin. Tous les symptômes du choléra étaient bien prononcés, la langue était froide, les mains et les pieds bleus, le pouls tout-à-fait insensible : la maladie avait débuté vers le milieu de la nuit.

» A dix heures du matin, l'opération de la transfusion est décidée ; mais, avant de la tenter, on se demande si la circulation s'opère. Jugeant cette question d'une haute importance pour la physiologie pathologique, M. le professeur Dieffenbach n'hésite pas, après avoir pris toutes les précautions convenables pour arrêter une hémorrhagie, à mettre à découvert l'artère brachiale dans l'étendue d'un pouce, au tiers inférieur du bras.

» L'artère mise à nu n'offrait aucune pulsation ; on l'ouvre dans la longueur de cinq lignes, et, à notre grand étonnement, l'artère ne contenait pas une goutte de sang ; elle ne renfermait qu'un petit caillot rouge, de la grosseur d'un fil à coudre ; les parois artérielles étaient nettes et blanches.

» Le malade conservait toute sa présence d'esprit ; il parlait de l'opération, il répondait avec exactitude à toutes les questions qui lui étaient adressées.

» La profondeur des tissus était aussi froide que la superficie.

» Après ces recherches, la transfusion du sang dans les veines fut exécutée immédiatement.

» La veine médiane et les autres veines de l'avant-bras étaient remplies de sang noir. La veine médiane étant ouverte, on injecta en trois fois deux onces et demie de sang.

» Le malade n'en éprouva rien ; il n'accusait aucune douleur, si ce n'est une très légère dans la plaie faite pour découvrir l'artère.

» Après la troisième injection, le pouls reparut à l'artère axillaire du bras libre ; il battait soixante fois par minute ; cela ne dura que cinq minutes.

» Le sang introduit dans la veine ne fit pas échapper une seule goutte de sang par l'ouverture de l'artère.

» Sous l'influence de la transfusion, on crut remarquer quelques contractions de l'iris ; le regard parut plus animé.

» Cet homme mourut à midi, deux heures après l'opération, qui paraît n'avoir exercé aucune influence sur la marche de la maladie. »

ANGLETERRE.

(A) *Revue des principales méthodes usitées en Angleterre. Opinions particulières de M. le professeur Delpech.*

M. Delpech divise la première période, celle des prodromes, en deux états. Dans le premier, il y a seulement de la diarrhée, des borborygmes et quelquefois des tiraillemens ou des crampes légères dans les membres. Dans le second, parfois confondu avec le premier, il se manifeste de la douleur à l'épigastre, des vertiges, de la surdité, un peu d'étonnement ou d'hébétude, quelquefois une altération notable dans les traits de la face, des syncopes, un sentiment de froid extérieur, du dégoût et de la soif.

Une diète sévère et l'emploi de l'opium, à faible dose, ont souvent réussi à calmer ces accidens et à prévenir le développement de la maladie. M. Delpech pense que, lorsqu'il y a diarrhée et douleur épigastrique, il existe de l'irritation dans les névrilèmes et même dans l'ensemble des nerfs

ganglionnaires, des ganglions et des plexus abdo-
minaux, et que c'est sans doute à l'action négative
que l'opium exerce sur les appareils nerveux qu'il
faut attribuer la disparition des prodromes à la
suite desquels la maladie se fût déclarée. Selon ce
praticien, la morphine doit être préférée aux autres préparations opiacées; ce médicament, en
outre, doit être donné à fort petites doses afin qu'il
n'ait d'autre action que celle de diminuer la sensibilité. Un sixième de grain de morphine à l'état
d'acétate suffit pour prévenir le développement
de la maladie, en arrêtant le cours des prodromes,
mais cet effet ne peut s'étendre au-delà de deux
heures, et l'extinction complète des symptômes
n'a lieu souvent qu'après l'administration plusieurs
fois réitérée de ce médicament. Si le malade est
faible, d'une constitution détériorée, on pourra
associer à l'opium des substances aromatiques ou
toniques: le vin, le laudanum de Sydenham, la
teinture de cannelle, les éthers, le camphre, etc. La
diète est de toute rigueur. Un bain chaud à la
température de 30 degrés (Réaumur) secondera
utilement ces moyens.

Dans la seconde période, celle des évacuations,
on doit agir promptement et avec énergie, car le
choléra alors est déclaré.

Le professeur de Montpellier repousse l'emploi
de l'opium dans cette période. Il a calmé une fois

les souffrances chez une cholérique en injectant de l'opium dans les veines, mais la maladie n'en poursuivit pas moins son cours. Selon lui, dans cette période, caractérisée par les vomissemens, les douleurs épigastriques, la diarrhée et les crampes, les médicamens, tels que l'opium et tout autre, ingérés dans l'estomac, échappent aux lois ordinaires de l'absorption, et leur administration, par conséquent, est inutile dans les cas où elle ne devient pas nuisible.

La saignée est conseillée par M. Delpech dans cette période; et son opinion, étayée d'un grand nombre de faits, est partagée par les médecins de la plupart des contrées où l'épidémie a exercé ses ravages.

Lorsque les vomissemens et la diarrhée existent depuis peu de temps, lorsque le pouls ne s'efface que pendant les efforts du vomissement, la saignée est formellement indiquée; elle doit être pratiquée encore, et même plus tard, si le malade est d'une forte constitution, et s'il y a une complication inflammatoire des voies alimentaires ou des organes encéphaliques, circonstances que dénotent l'injection de la face en rouge, la persistance de la température un peu élevée du corps et les battemens des artères. Cependant comme l'un des effets de cette maladie est de rendre souvent presque imperceptibles les pulsations des artères, on ne tiendra pas compte de cette circonstance, d'après M. Delpech ; la saignée sera faite, le pouls se relèvera à mesure que le sang coulera, et l'on verra renaître les forces sous l'influence d'un moyen qui semblait devoir les anéantir. Il est même des cas où la saignée devra être réitérée ; dans celui, par exemple, où les accidens, après avoir cédé à une première évacuation sanguine, se seront reproduits de nouveau.

M. Delpech conseille les boissons froides, l'usage intérieur des glaçons, la glace même appliquée sur l'épigastre, lorsque le malade accuse une soif intense, une chaleur interne, insupportable, des douleurs épigastriques vives, et que la langue est rouge ou sèche.

Dans son séjour en Angleterre, ce praticien n'a pas eu une seule occasion d'observer de bons effets de l'emploi de la moutarde, qui jouit dans ce pays d'une grande réputation à titre de vomitif. Le calomel et les excitans, unis à l'opium, ne lui ont pas semblé produire de meilleurs effets dans cette période de la maladie. Il avoue cependant qu'il est des cas où l'affaissement est tel, même lorsque le froid des membres et le collapsus ne sont pas établis, qu'il devient nuisible et même impossible de saigner ; alors les *frictions sèches*, les *sinapismes* sur les membres, sur l'épine, sur l'épigastre, *le vin, l'éther camphré, l'huile de cajeput,* celle de *croton-tiglium :* le *vomitif de moutarde, l'ipécacuanha, le tartre stibié, les lavemens chauds, alcooliques,* ou même avec *l'infusion de tabac,* sont autant de ressources, mais fort incertaines, et les malades réduits à ces moyens succombent le plus ordinairement.

Dans *la troisième période*, celle du *collapsus*, la saignée n'est plus praticable.

La seule indication est alors de ranimer les forces pour arriver à pouvoir tenter une évacuation sanguine ; mais cette indication est difficile à remplir, suivant M. Delpech. Il a vu, en Angleterre, les moyens les plus ingénieux et les plus énergiques mis en usage sans succès. Il est manifeste, dit-il, que l'on réchauffe les malades comme l'on réchaufferait un corps inerte, que l'on placerait comme eux dans un foyer de calorique ; et il se demande si ces pratiques sont sans danger pour les cholériques.

L'essence de térébenthine en frictions est fort employée en Angleterre, et constitue un agent très actif ; mais il est important et difficile, ajoute M. Delpech, de pratiquer ces frictions sans découvrir le malade et l'exposer à l'action de l'air. Cette observation est fort importante, et plusieurs médecins de Paris ont renoncé à un moyen dont le difficile emploi ne permet de retirer que de rares avantages.

Les cantharides ont été employées sans succès.

Une pâte sinapisée a souvent réveillé la sensibilité de la peau ; mais, dans la période de collapsus, la graine de moutarde appliquée, sur l'épigastre par exemple, cause de vives douleurs et use rapidement les dernières ressources de la vie. Il faut donc n'avoir recours à ce topique que dans certaines circonstances et en user toujours avec réserve.

La coloquinte, le poivre de Cayenne, la décoction de tabac en lavement, le gingembre, la cannelle, le gérofle, ont été prodigués dans cette période, mais le plus ordinairement sans succès ; souvent même ils ont été nuisibles.

Plusieurs médecins ont employé avec succès un moyen presque exempt, du moins, de danger. Après avoir fait administrer un lavement abondant d'eau, à la température la plus élevée possible, porté très loin dans l'intestin, à l'aide d'une très longue canule, ils ont retenu le liquide au moyen d'un tampon enfoncé dans la fosse iliaque gauche et d'une ceinture comprimant l'abdomen.

M. Delpech, quoiqu'il n'ait pas eu recours aux immersions du corps dans l'eau froide, pensait que ce moyen pouvait être propre à exciter la réaction fébrile, seule voie de solution de la troisième période du choléra, celle du collapsus. D'après ses conseils, le professeur Récamier, de Paris, essaya les affusions sur un assez grand nombre de malades ; et M. Delpech affirme que plusieurs cholériques dûrent évidemment la vie à cette énergique médication. Au reste, ces tentatives avaient été faites précédemment en Géorgie, et plus tard en Allemagne; le docteur Casper, de Berlin, les avait répétées, et avec un remarquable succès.

M. Delpech, pour lequel il est démontré que, dans cette période du choléra, l'absorption ne s'exerce plus ni dans les voies nutritives, ni par la surface cutanée, penche à croire que l'injection immédiate d'une certaine quantité d'eau chaude, et chargée de principes médicamenteux appropriés à l'effet qu'on chercherait à produire, serait une opération avantageuse dans certains cas. Cette opinion est fondée sur des expériences tentées à Berlin et dans toute l'Allemagne ; elle s'étaye encore des faits que nous avons relatés, et qui démontrent que l'opium a pu exercer son influence, après avoir été injecté dans une veine, chez des cholériques. Introduit par cette voie, le camphre, au rapport du professeur de Montpellier, a eu la puissance de relever la circulation, et de lui donner une énergie dont elle était bien éloignée auparavant. N'est-il pas permis de penser que, si l'injection eût été faite un peu moins tard, et qu'une saignée eût été pratiquée alors, on eût obtenu d'heureux résultats ?

Lorsque la réaction fébrile est douce et légère,

on doit l'abandonner à elle-même ; si l'état typhoïde légitime vient à se manifester, ainsi que cela a souvent lieu à la suite du choléra, on le combat par les moyens appropriés à cette affection ; mais, dans le cas où il survient de la somnolence, si les sens sont obtus, les pupilles dilatées, les yeux renversés, injectés, le pouls lent et mou, s'il y a soubresaut des tendons, on remédiera facilement à cet état en pratiquant une saignée, en appliquant des sangsues aux apophyses mastoïdes ou au front ; on pourra même, au besoin, inciser l'artère temporale, ou placer des vésicatoires sur les tempes ou à la nuque.

(B) *Le docteur Annesley.* (1)

«Saignée générale, plus ou moins abondante selon les forces du malade, son tempérament, l'époque avancée de la maladie. Plus elle est faite près du début du choléra, plus les effets sont avantageux. Si l'on peut la pratiquer dans le premier stade, avant que la circulation ait cessé au poignet, on sauvera neuf malades sur dix. Lorsque le sang, qui coulait avec peine et qui était d'une couleur foncée, se met à couler librement et devient plus rouge, on doit voir dans ce phénomène un

(1) *Du Choléra oriental,* par M. Littré. Paris, 1832.

augure très favorable. On est souvent obligé, pour faire couler le sang, d'exercer des frictions sur le bras, et de le tremper dans l'eau chaude.

» M. Annesley condamne l'opium à hautes doses, mais il l'associe le plus souvent au calomel, ainsi qu'il suit :

Calomel,	20 grains.
Opium,	2 grains.

» On revient à ce moyen, toutes les deux ou trois heures, suivant l'effet qu'il a produit. M. Annesley pense que le calomel a la propriété de changer la nature de cette matière particulière au choléra que fournissent les intestins; et il pense que tant que la médication n'en a pas modifié les caractères, on n'a fait aucun progrès dans la cure du malade.

» En même temps, il prescrivait la potion suivante :

Mixture camphrée,	1 once et demie.
Ammoniaque liquide,	35 gouttes.
Sirop d'éther sulfurique,	2 gros.
Mêlez.	

» Chaque dix ou douze minutes, on en prend une cuillerée à bouche.

» Pour agir sur la peau, M. Annesley ordonne des frictions avec une flanelle sèche, les embrocations avec l'huile de térébenthine, les sinapismes plutôt que les vésicatoires, parce que ces derniers agissent plus lentement ; il accorde peu de confiance aux bains chauds. »

(C) *Méthode anglaise modifiée* (1).

« Introduite en Russie et en Allemagne, la méthode anglaise s'est modifiée ; le changement consiste dans un emploi beaucoup moins fréquent de l'opium et du calomel, dans l'administration plus active des bains d'eau chaude ou de vapeur.

» Il peut se résumer ainsi :

» On commence par saigner le malade, et la quantité de sang à tirer se règle sur le temps qui s'est écoulé depuis le début de la maladie, d'après le pouls et la constitution du malade. Si le médecin est appelé tard, que le pouls ne soit plus sensible, et que le corps soit raide et froid, il faut d'abord faire frictionner vigoureusement le malade avec des substances spiritueuses et aromatiques, lui faire prendre une infusion de mélisse ou de menthe ; et si ces moyens ne réussissent pas, on le met dans un bain, où l'on continue à le frotter avec de la laine. Dès que le pouls se relève un peu, on saigne le malade, même dans le bain.

(1) M. Littré, ouvrage cité.

»Après la saignée, on frictionne le malade avec des spiritueux, surtout le ventre et les extrémités. On continue ces frictions jusqu'à ce que le visage et les bras se réchauffent; et si les pieds restent froids, on y applique des bouteilles chaudes. Quand on a réussi à réchauffer le malade, on cesse d'entretenir autour de lui des corps chauds, car tout cela le gêne; on cesse également l'infusion chaude, et on lui donne quelque boisson froide et acidulée.

• Tout en frictionnant le malade, on lui applique des sinapismes aux mollets; si le malade vomit beaucoup, on lui en met un sur la région épigastrique.

»Après la saignée, quand le corps se réchauffe, on donne une décoction de racine de salep, avec une mixture d'acide sulfurique, de teinture d'opium et de sucre.

• De cinq à quinze gouttes de teinture d'opium pour six onces de décoction de salep, et un scrupule à demi-once d'acide sulfurique.

» Si le malade continue à beaucoup vomir, malgré le sinapisme sur l'épigastre, on met en ce point quelques sangsues.

« Quant à la diarrhée, elle cesse ordinairement d'elle-même; mais si elle affaiblit beaucoup le malade, on prescrira un lavement d'amidon, avec cinq ou quinze gouttes de teinture d'opium,

« Un des symptômes qui tourmentent le plus les malades, c'est la soif; aussi, dès que les évacuations alvines changent de nature, on peut supprimer les infusions qui dégoûtent promptement les malades, et leur laisser boire de l'eau fraîche. Un morceau de glace que les malades laissent fondre dans leur bouche leur est fort agréable. »

PARIS.

M. Récamier.

(Hôtel-Dieu.)

M. Récamier, après avoir établi six catégories où viennent se ranger tous les phénomènes cholériques, rattache à chacune d'elles la série des moyens thérapeutiques qu'il met en usage.

A. *Prodromes.* — Ils sont caractérisés par une céphalalgie plus ou moins vive, une douleur épigastrique ou abdominale, des selles dont la consistance diminue chaque jour, et enfin par de la diarrhée.

Si le pouls est plein et résistant, M. Récamier conseille alors une saignée, suivie des moyens que nous allons exposer, et auxquels on recourra immédiatement, si l'évacuation sanguine est contre-indiquée par l'état de la circulation.

Un pédiluve sinapisé sera administré ; le malade se couchera afin de transpirer, et les sueurs seront provoquées par une infusion de menthe, s'il n'y a pas de diarrhée ; dans le cas contraire, on substituera à cette boisson une décoction de riz et de salep, coupée avec une faible quantité de l'infusion précédente. Des sangsues, des ventouses sèches ou scarifiées, des cataplasmes chauds, seront employés contre les douleurs abdominales.

Dans cette période, MM. Récamier et Trousseau ont employé le sulfate de soude, dont ils avaient retiré déjà d'excellens effets dans le traitement de certaines diarrhées, avant l'invasion du choléra à Paris. Administré à la dose de deux gros, réitérée d'heure en heure, ce sel calme le dévoiement, après avoir provoqué plusieurs garderobes; quelques convalescences rapides et stables peuvent lui être attribuées avec raison. Mais si la diarrhée est accompagnée de fièvre, si le ventre est le siége d'une douleur permanente, on n'aura pas recours à ce moyen, qui sera remplacé par une application de sangsues, et la potion suivante, à prendre par cuillerées d'heure en heure :

℈ Infusion de menthe,   10 cuillerées à soupe.
  Crême de riz ou de salep liquide,   2 cuillerées.
  Laudanum liquide de Sydenham, 24 gouttes.

On donnera enfin des tiers de lavement avec

l'eau de riz, et huit, dix ou quinze gouttes de laudanum de Sydenham, si la diarrhée résiste aux moyens précédens.

B. *Choléra simple, sans réfrigération permanente.* — Aux premiers symptômes, qui se sont aggravés, se joignent alors des vomissemens et de la diarrhée, d'abord alimentaires, puis bilieux, enfin aqueux et blanchâtres, des crampes dans les membres et au tronc, une faiblesse extrême, l'absence presque complète des urines, la couleur noirâtre du sang extrait des veines.

Les pédiluves très chauds, les cataplasmes sur l'abdomen, l'infusion de menthe, l'eau de riz, la potion laudanisée, les lavemens indiqués, seront mis en usage; on combattra les crampes par un liniment volatil camphré ou opiacé.

On saignera le malade dès que la réaction se sera établie, et l'on continuera à administrer la potion; mais si la diarrhée persiste, et que l'opium produise des symptômes de narcotisme, on remplacera le laudanum par cinq, six, huit ou même dix grains d'extrait aqueux de noix vomique, et, modifiée ainsi, la potion sera donnée d'abord d'heure en heure, puis à des intervalles de plus en plus éloignés, à mesure que les accidens se calmeront.

Administré à faibles doses d'abord, porté ensuite jusqu'à deux onces, le sulfate de soude, fidèle à son rôle, a produit de salutaires effets dans cette période, où les opiacés peuvent être contr'indiqués par les congestions cérébrales.

Dans plusieurs cas, les douleurs épigastriques et les vomissemens ont cédé à l'application de cinq à six ventouses sèches et mouchetées, et à l'administration de la potion que nous avons formulée plus haut.

C. *Choléra sthénique, sans réfrigération permanente.* — Les principaux caractères de cette forme cholérique peuvent se résumer ainsi : pouls fort et développé, coloration plus foncée du visage et de toute la surface du corps, douleurs plus ou moins violentes à la tête, à la poitrine et au ventre.

Suivant M. Récamier, la saignée est formellement indiquée ici. Les moyens déjà énoncés compléteront la médication applicable à cette période, et, lorsque la réaction sera établie, les émissions sanguines par la lancette seront réitérées, s'il y a lieu.

D. *Choléra grave, avec réfrigération progressive et permanente.* — Ce serait nous engager dans des répétitions inutiles que de suivre M. Récamier dans l'énumération des accidens propres à cette période, déjà longuement décrite aux premières pages de ce livre.

L'infusion de menthe, les bains de pieds sinapisés, des cataplasmes très chauds sur le ventre et aux pieds, des ventouses sèches à l'épigastre, précédant l'application d'un cataplasme saupoudré de camphre, tels sont les moyens employés par ce praticien, et auxquels il joint la potion suivante :

♃ Menthe très forte,	4	cuillerées.
Infusion de sureau,	4	*id.*
Décoction de salep,	4	*id.*
Acétate d'ammoniaque,	6	gros.
Laudanum de Sydenham,	2	scrupules.
Ether saturé de camphre,	2	*id.*

Si la diarrhée est le symptôme dominant, et surtout s'il y a collapsus, on peut substituer à l'infusion de sureau la décoction de racine d'arnica, à la dose d'une once et même deux pour six onces de véhicule.

L'éther camphré, donné à la dose de cinq ou six gouttes dans une cuillerée d'eau de menthe, d'infusion de sureau, de café, de thé, etc., a ranimé des cholériques déjà fort avancés dans la période bleue.

Si la réaction a lieu, et que les vomissemens persistent, on appliquera quelques ventouses mouchetées sur la région épigastrique; une potion opiacée sera administrée par petites doses, et immédiatement remplacée par les boissons déjà indiquées, ou la décoction de café, s'il survenait des symptômes de congestion cérébrale.

On pourra pratiquer une saignée si l'état de la circulation le permet, mais on usera en même temps des dérivatifs et des diffusibles, afin d'éviter au malade une rechute constamment grave.

E. *Choléra grave, sans réfrigération considérable, ou fièvre typhoïde avec stupeur vitale.* — Voici les caractères assignés à cet état : stupeur avec prostration extrême, facies cholérique et coloration plus ou moins bleue de la peau, extinction de la circulation, conservation de la chaleur, anxiété précordiale, continuation de la diarrhée blanche, cessation des crampes.

« Aucun des malades, dit M. Récamier, n'a échappé à cet état que par les affusions au-dessous de 14° Réaumur, prolongées d'une minute seulement, que l'on renouvelle chaque fois que la stupeur recommence, jusqu'à ce qu'enfin elle cesse de reparaître. »

Pour pratiquer ces affusions, on place le malade sur un lit de sangle incliné, recouvert d'une toile cirée et d'un drap ; un baquet plein d'eau froide, et où l'on puise, est placé près de la tête, et un second, vide, aux pieds, destiné à recevoir le liquide que l'inclinaison du lit y ramène.

F. *Anomalies cholériques.* — Sous ce titre M. Récamier rassemble quelques unes des variétés de formes que peut revêtir le choléra, et qu'il n'a pu rattacher à aucune des cinq séries précédentes. Du reste, les moyens thérapeutiques qu'il indique rentrent dans le traitement général, et n'offrent rien de particulier.

M. *Dupuytren.*

(Hôtel-Dieu.)

Ce traitement se divise en deux parties.

PREMIÈRE PARTIE.

Cinq ou six scarifications à l'épigastre, donnant ensemble environ une livre de sang ;

Des frictions sèches avec la flanelle;

Une tasse de décoction de têtes de pavots, avec une tête de pavot vide de sa graine, et concassée dans une livre d'eau ;

Une fumigation à l'eau simple, d'une demi-heure de durée.

DEUXIÈME PARTIE.

Boire, toutes les deux heures, une tasse de décoction de pavots; toutes les heures une cuillerée à bouche d'une potion ainsi composée :

♃ Eau de menthe légère,	8 onces.
Sous-acétate de plomb,	5o gouttes.
Sirop de sucre,	1 once.

Continuer les frictions. Toutes les trois heures un demi-lavement avec la décoction de pavots.

M. Dupuytren abandonna bientôt l'emploi du sous-acétate de plomb et du pavot, moyens dirigés contre la diarrhée colliquative et exténuante, symptôme le plus ordinaire de cette affection.

Les frictions sèches furent remplacées souvent par des frictions avec une flanelle imbibée d'une décoction concentrée de moutarde, avec addition d'alcool. Le ventre fut couvert de fomentations émollientes; des sangsues furent appliquées sur les points où le malade accusait le plus de douleur, et la décoction de pavots fit place à l'infusion de fleurs de tilleul, édulcorée avec le sirop diacode, à la dose d'une à deux onces par pinte.

Une seule fois, quoi qu'on en ait dit, la cautérisation de l'épigastre fut pratiquée par le fer rougi, promené à distance de l'épiderme.

M. Dupuytren n'a pas tardé à renoncer à toute idée de médication exclusive, et depuis il s'est borné à suivre les indications, à mesure qu'elles se présentaient. Ainsi, dans la période de collapsus, il a donné quelquefois la potion suivante :

℞ Vin de Madère,   4 onces.
  Extrait de ratanhia,   1/2 gros.
  Laudanum de Sydenham,   20 à 30 gouttes.
A prendre par cuillerées, de demi-heure en demi-heure.

Il a fait administrer des lavemens ainsi composés :

℞ Décoction de ratanhia,   8 onces.
Extrait de ratanhia,   1 gros.

Au début de l'épidémie, les décès se sont rapidement succédé dans les salles de M. Dupuytren; mais des documens, publiés plus tard par ce célèbre chirurgien, ont prouvé que le chiffre de la mortalité n'a été aussi élevé dans son service que par suite du hasard qui fit placer dans ses lits des cadavres et des moribonds.

M. Chomel.

(Hôtel-Dieu.)

Dans la période algide, ce professeur faisait réchauffer les malades par tous les moyens usités à l'extérieur. Il faisait appliquer sur la colonne vertébrale un vésicatoire, partant de la nuque et se terminant au milieu de la région dorsale ; la solution de sirop de gomme formait la base des boissons qu'il faisait administrer ; la décoction de café, l'infusion de thé, celle de tilleul, étaient successivement données. Il combattait la diarrhée à l'aide d'une simple tisane de riz sans opium. Dans quelques cas, un demi-grain d'acétate de morphine a été appliqué à l'épigastre, sur le derme préalablement dénudé par un vésicatoire. Des sangsues ont été placées aux apophyses mastoïdes, quand il y avait délire ou tendance à cette complication.

Lorsque M. Chomel remarquait la persistance du pouls et de la chaleur, il ordonnait une saignée et des sangsues à l'épigastre ; le ventre était couvert de cataplasmes ; on frottait les membres avec l'huile de camomille camphrée ; et la boisson des malades était une simple solution de sirop de gomme. L'opium en pilules a été quelquefois administré dans les mêmes circonstances.

L'auteur d'un article, inséré dans les *Archives générales de médecine*, ajoute que « pour n'être ni bizarre, ni très énergique, ni incendiaire, ni exténuant, le traitement de ce praticien distingué ne comptait ni plus de revers ni moins de succès que celui des médecins qui ont annoncé de pompeux résultats provenant de méthodes particulières. »

M. Petit.

(Hôtel-Dieu.)

Cautérisation transcurrente.

Il paraît que M. Petit eut, le premier, l'idée d'agir d'une manière continue sur la moelle épinière. Il emploie un liniment ainsi composé :

℞ Alcali volatil, 1 gros.
Essence de térébenthine, 1 once.

On imbibe de cette préparation un morceau

de flanelle ou de laine, que l'on place aussitôt le long des apophyses épineuses ; une bande de linge mouillée est immédiatement superposée, et l'on promène lentement sur le tout un fer à repasser bien chaud. Une vésication très rapide succède à la volatilisation instantanée de l'essence et de l'alcali. La moelle s'irrite sous l'influence de ce moyen, la chaleur annonce une vive réaction, la circulation se rétablit, les vomissemens et les crampes diminuent d'une manière sensible. En outre, des briques chaudes, enveloppées dans des linges imbibés de vinaigre, sont placées autour du malade ; des frictions sont pratiquées sur tout le corps avec une décoction de moutarde aiguisée avec l'ammoniaque liquide ; ce moyen est remplacé quelquefois par le liminent suivant :

℞ Huile de camomille camphrée,   2 onces.
   Laudanum,   1 gros.
   Ammoniaque liquide,   1 gros.

On donne pour boisson une infusion de mélisse et de menthe.

On administre par cuillerées à bouche, d'heure en heure, une potion ainsi composée :

℞ Eau distillée de tilleul,   2 onces.
   —   de mélisse,   2 onces.
   Laudanum,   20 gouttes.
   Sirop d'éther,   1 once.

Il résulte d'une communication faite par ce praticien à l'académie de médecine, que l'on peut évaluer à deux sur trois le nombre des cholériques qui ont échappé à la mort sous l'influence de son traitement.

M. Magendie.
(Hôtel-Dieu.)

Quelques modifications ont été apportées par ce praticien au traitement qu'il avait adopté d'abord. Sa méthode repose néanmoins toujours sur les mêmes bases. Il conseille aujourd'hui,

1° Pour boisson ordinaire :

♃ Infusion de camomille,	4 litres.
Acétate d'ammoniaque,	2 onces.
Sucre,	1 livre.

2° D'heure en heure et par demi-verre :

♃ Thé de tilleul,	4 litres.
Citrons,	4.
Alcool,	1 livre.
Sucre,	1 livre.

3° De temps en temps et par demi-verre :

♃ Vin chaud,	2 litres.
Teinture alcoolique de cannelle,	2 onces.
Sucre,	12 onces.

Aussitôt que la réaction a été amenée par cette

médication, M. Magendie fait pratiquer des saignées, soit locales, soit générales, et remplace les boissons excitantes par une tisane simple. S'il se manifeste des symptômes de congestion vers la téte, il fait appliquer la glace, ou l'eau glacée, suivant les cas.

Souvent il a été difficile de se rendre maître de la réaction produite par une médication aussi énergique.

M. Guéneau de Mussy.
(Hôtel-Dieu.)

Quand le dévoiement ne cède pas aux moyens ordinaires, M. Guéneau de Mussy prescrit le charbon en poudre à la dose d'un demi-gros à prendre de deux heures en deux heures ; ce praticien a la plus grande confiance dans cette médication qu'il a vue réussir sur un très grand nombre de ses malades. Il fait observer que le charbon ne parvient que lentement à arrêter le flux diarrhéique, ce qui en rend son effet plus sûr et moins dangereux.

Sa méthode pendant la période de froid consiste :

1° Dans l'emploi d'une dissolution concentrée de sulfate de soude par cuillerée d'heure en heure. Ce purgatif accélère d'abord les selles, puis les ralentit et les régularise.

2° La potion qu'il conseille dans le même temps de la maladie, est ainsi formulée :

♃ Eau distillée de menthe,	6 onces.
Sirop de sucre,	3 onces.
Acétate d'ammoniaque,	2 gros.

On voit que l'opium et ses préparations n'entrent pas dans ce traitement. Suivant M. Guéneau de Mussy, c'est à cette substance qu'on doit attribuer le narcotisme, qui survient si souvent dans la réaction. Il faut dire cependant que les mêmes accidens se manifestent chez des malades qui n'ont point pris d'opium.

Les affusions d'eau froide sur la tête ont eu aussi, entre les mains de M. Guéneau de Mussy, d'heureux résultats. Sur douze malades, à la période algide où elle fut employée, la réaction eut lieu trois fois avec des circonstances qui ne permettent pas de douter qu'elle ne fût due à ce moyen.

M. Gendrin.

(Hôtel-Dieu.)

M. Gendrin a beaucoup varié ses prescriptions dans le traitement de la maladie qui nous occupe.

Aux frictions avec le baume de Fioraventi et l'alcool vulnéraire, il joignait d'abord l'administration de la potion suivante à prendre par cuillerées dans un demi-verre d'infusion de tilleul chaude :

> ♃ Acétate d'ammoniaque,   1 once.
> Extrait d'opium,   12 grains.
> Eau de cannelle orgée,   4 onces.
> Sirop de sucre,   quant. suff.

On diminuait la dose à mesure que la réaction s'établissait.

Considérant ensuite le choléra comme l'effet d'un empoisonnement miasmatique, ce médecin eut recours au sulfate d'alumine, incorporé dans la potion suivante :

> ♃ Eau de cannelle orgée,   2 onces.
> Sulfate d'alumine,   1/2 once.
> Extrait thébaïque,   3 grains.
> Sirop de coings,   2 onces.

A prendre à la dose d'une cuillerée, de demi-heure en demi-heure, dans un verre d'eau froide.

Les frictions étaient toujours de même nature. De la glace était maintenue sur l'abdomen au moyen d'une vessie; l'eau froide était donnée en boisson.

Dans la période d'asphyxie, plusieurs malades furent soumis à des affusions d'eau froide pendant une ou deux minutes.

Mécontent des résultats qu'il obtenait, M. Gendrin tenta quelques nouveaux essais, et il s'arrêta enfin, pour les premières périodes, aux saignées locales ou générales, aux révulsifs appliqués aux membres inférieurs et à l'administration intérieure de l'ipécacuanha. Sous l'influence de cette dernière médication, M. Gendrin vit se restreindre de beaucoup le nombre de ses insuccès.

M. Bally.

(Hôtel-Dieu.)

Il est peu de praticiens qui aient successivement mis en œuvre autant de moyens thérapeutiques que M. Bally ; mais cette circonstance s'explique pour celui qui se souvient que les premiers cholériques, amenés à l'Hôtel-Dieu, furent déposés dans les salles de ce médecin. On a dit que le chiffre de la mortalité fut plus élevé dans son service que dans tout autre, mais n'aurait-on pas dû tenir compte aussi de l'épouvantable intensité de la maladie à son début ? Ne devait-on pas ajouter que la nouvelle de l'invasion de l'épidémie avait à peine franchi le seuil de l'hospice, que les salles de M. Bally furent envahies par une foule empressée et curieuse, et dont la présence fut souvent un obstacle aux soins à prodiguer aux malades ? Pour nous, qui nous étions hâtés d'accourir, et qui avons vu d'infortunés cholériques bleus et glacés, incessamment découverts et livrés ainsi, par une curiosité ignorante et coupable, aux injures d'un air mortellement glacial, nous ne chercherons pas ailleurs la cause d'un insuccès qu'il nous était facile de prévoir; et à ceux qui voudraient expliquer les pertes de M. Bally par ses essais, nous répondrons que cette thérapeutique si décriée n'en devint pas moins la base de la plupart des médications tentées à Paris dans les premiers jours.

M. Bally a donné d'abord l'opium, soit liquide, soit solide, à fortes doses et par toutes les voies; mais il n'a pas tardé à en abandonner l'usage, comme nuisible dans la période de collapsus et inutile dans les autres.

Le sulfate de quinine a été administré plusieurs fois, à la dose de trente ou quarante grains, mais sans aucun avantage.

L'huile de croton-tiglium, préconisée comme un spécifique par les médecins de l'Inde, a échoué sur le seul cholérique auquel elle ait été donnée par M. Bally.

L'eau à la glace, la saignée et autres moyens ont été tour-à-tour employés et abandonnés.

Le galvanisme a donné quelques heureux résultats; mais, comme nous l'avons dit ailleurs, ce moyen est d'un trop difficile et trop minutieux emploi pour qu'il soit possible de le mettre long-temps en pratique dans un grand hôpital.

La méthode adoptée plus tard par M. Bally ne diffère pas assez des moyens généralement usités, pour que nous jugions à propos de lui consacrer ici une mention particulière.

M. Honoré.

(Hôtel-Dieu.)

« 1° Réchauffer le malade, et s'opposer, par tous les moyens possibles, à la concentration qui se fait d'abord de la périphérie vers le centre.

» 2° Modérer plus tard l'effort de réaction qui a lieu dans un sens opposé. »

C'est ainsi que M. Honoré a résumé son opinion sur le traitement général du choléra. Conséquent avec ses principes, voici l'énumération des moyens qu'il a mis en usage :

1° Lorsqu'il y avait crampes, refroidissement, déjections alvines et vomissemens, ces accidens étaient combattus par des frictions pratiquées sur les membres et la région du cœur, de demi-heure en demi-heure, avec une flanelle imbibée du mélange suivant :

℞ Alcool camphré,   2 onces.
    Teinture de cantharides,   1/2 gros.

Toutes les demi-heures, on donnait le quart d'un lavement, ainsi composé :

℞ Eau de riz,   1 pinte.
Extrait de ratanhia,   2 gros.
Laudanum de Sydenham,   40 gouttes.
Ether,   4 gros.

De demi-heure en demi-heure, une cuillerée de vin de Malaga.

Pour boisson, infusion de menthe, ou eau gazeuse.

On administrait aussi la potion anti-émétique de Dehaen, à laquelle on ajoutait:

℞ Laudanum de Sydenham,   15 gouttes.
Liqueur anodine d'Hoffmann,   1/2 gros.

Un large vésicatoire cantharidé était appliqué sur la région dorsale, dans le cas où les vomissemens ne cédaient pas à l'emploi des premiers moyens.

Pendant la nuit, on donnait à boire par cuillerées, d'heure en heure, la potion suivante:

℞ Vin de Malaga,   1 once et demie.
Sirop diacode,   1 once.

Il est inutile de dire que tous les agens extérieurs, propres à ramener la chaleur, étaient mis en usage.

2° Tous les excitans étaient supprimés dans la période de réaction, et des saignées, soit locales, soit générales, étaient pratiquées, suivant les cas.

M. Honoré a obtenu des succès assez nombreux pour n'avoir pas été contraint de recourir à un autre mode de traitement; la seule modification qu'il ait jugé à propos d'y introduire se trouve dans la formule suivante :

♃ Eau de mélisse,	2 onces.
— de menthe,	2 onces.
Ether sulfurique,	1 gros.
Extrait de quinquina ,	2 gros.
Sirop d'écorces d'orange,	1 once.

Cette potion était administrée dans la période algide.

M. Caillard.
(Hôtel-Dieu.)

Ce n'est que pour éviter une lacune dans le cadre que nous nous sommes tracé, que nous mentionnons ici le nom de ce praticien. La surveillance dont il est chargé à l'Hôtel-Dieu ne lui permettant que peu d'assiduité dans son service de médecine , il a remis à ses internes le soin d'appliquer le traitement qu'il leur a indiqué comme le plus convenable. Nous ne savons rien de la méthode de M. Caillard, si ce n'est que des quartiers d'oranges y jouent un grand rôle. Hâtonsnous de dire cependant que, toute proportion gardée, les salles de ce médecin ne figurent pas, au tableau de mortalité de l'Hôtel-Dieu, pour un chiffre plus fort que celles de ses confrères.

M. Sanson.

(Hôtel-Dieu.)

Partageant l'opinion de M. Gendrin sur la nature présumée du choléra, c'est-à-dire, le regardant comme l'effet d'un empoisonnement miasmatique, M. Sanson eut recours à une médication à peu près analogue, et dont le sulfate d'alumine fut encore la base.

Au moment où arrivaient les malades, un pédiluve fortement sinapisé leur était administré; ou bien ils étaient soumis à une affusion froide pendant quelques minutes.

Toutes les heures, ils prenaient une cuillerée de la potion suivante :

> ♃ Julep diacodé ,   4 onces.
> Sulfate d'alumine ,   1 gros.

Deux lavemens par jour, ainsi composés :

> ♃ Décoction de têtes de pavots ,   4 onces.
> Sulfate d'alumine ,   1 gros et demi.

Eau de riz pour boisson.

Une particularité remarquable , dans l'administration du sulfate d'alumine, a été signalée par M. Sanson ; c'est que la potion alumineuse, dont la saveur est fort désagréable , paraissait de bon goût aux malades pendant quelque temps, tandis qu'au contraire ils se hâtaient de la repousser, comme insupportable, dès qu'il y avait amélioration dans leur état.

Lorsque les crampes commençaient à paraître, mais avant que le refroidissement fût considérable, le même praticien administrait trente grains d'ipécacuanha en trois doses, à dix minutes de distance; il paraît avoir obtenu quelques succès par ce moyen.

Les résultats de l'emploi du sulfate d'alumine n'ont pas été assez heureux pour que de nouvelles expériences nous semblent devoir être tentées.

M. Breschet.

(Hôtel-Dieu.)

Au début de l'épidémie, M. Breschet employait les moyens suivans :

Pour boisson ordinaire,

| ♃ Infusion de camomille, | 1 pinte. |
| Acétate d'ammoniaque, | 1 once. |

Potion :

♃ Eau de menthe,	4 onces.
Acétate d'ammoniaque,	1 gros.
Éther sulfurique,	30 gouttes.
Sirop de quinquina,	1 once et demie.
Teinture de cannelle.	1 demi-gros.

Il faisait administrer des quarts de lavement avec

quinze gouttes de laudanum; des frictions ammoniacales étaient pratiquées sur tout le corps, et
principalement sur les parties affectées de crampes.
On saignait dans la période de réaction.

M. Breschet eut ensuite recours à l'*électro-puncture*, mais il n'obtint pas tout le succès qu'il en
avait espéré, et se vit bientôt dans la nécessité
d'y renoncer. Ce moyen produisit cependant une
amélioration notable dans l'état de quelques malades; mais ce soulagement fut de courte durée, et
l'on trouvera peut-être la raison de ce fait dans la
presque impossibilité de pratiquer d'une manière
continue cette opération minutieuse sur un grand
nombre d'individus à la fois.

Disons ici, quoique cette observation n'y trouve
pas naturellement sa place, que le docteur Fabré-
Palaprat, atteint de l'épidémie régnante, a employé sur lui-même, et avec succès, l'électro-
puncture.

M. *Husson*.

(Hôtel-Dieu.)

M. Husson n'a point borné sa pratique à une
méthode exclusive. Comme tous les autres médecins, il employa les excitans diffusibles, les toniques, les révulsifs extérieurs, dès le commencement de l'épidémie. Dans la suite, il eut recours,
suivant les indications, soit aux antiphlogistiques,

soit aux narcotiques ; la potion anti-émétique de Rivière fut souvent employée par lui pour arrêter les vomissemens. Pour boisson, il donnait de préférence la limonade à la glace. Des frictions avec la flanelle imbibée de laudanum ont calmé les crampes.

Mouvement de l'Hôtel-Dieu de Paris, depuis le 26 mars jusqu'au 30 avril.

Hommes.		Femmes.
Il est entré. 1092	Il est entré. 960
Il est sorti. 363	Il est sorti. 284
Il est mort. 662	Il est mort. 542
Il restait au 30 avril. . 67	Il restait au 30 avril. . 134

Hôpital de la Pitié.

Dès les premiers jours de l'invasion du choléra, tous les médecins et chirurgiens de la Pitié convinrent d'adopter un même mode de traitement, qui fut arrêté sur les bases suivantes :

1° Pour boisson, limonade fraîche et infusion chaude de thé convenablement édulcorée ;

2° Toutes les demi-heures, une cuillerée à bouche d'une potion ainsi formulée :

℞ Eau distillée de tilleul,   1 once et demie.
    —   —   de menthe,   1 once et demie.
    Sirop de fleurs d'oranger,   1 once.
    Laudanum de Sydenham,   3 gros.

3° De temps à autre, des quarts de lavement de guimauve, avec addition d'un gros de laudanum.

4° Appareil *alcoolique* pour dégager une forte chaleur sous les couvertures du malade.

Mais on ne tarda pas à s'apercevoir des graves inconvéniens d'une méthode générale, qui ne tenait aucun compte de la période de la maladie et des dispositions individuelles, et chacun des médecins eut recours à une pratique différente.

M. *Andral.*

(Hôpital de la Pitié.)

A la potion narcotique qu'il employait conjointement avec ses collègues, M. Andral a substitué une potion gommeuse avec addition des substances suivantes :

℞ Acétate d'ammoniaque,	1 gros.
Sulfate de quinine,	15 grains.
Éther sulfurique,	20 gouttes.
Camphre,	20 grains.

L'infusion chaude de thé a été aussi supprimée, on s'est borné à donner de la limonade fraîche, qui convient bien mieux au goût du malade. Des frictions sont pratiquées sur les membres avec la teinture de cantharides ; elles doivent agir en même temps sur la peau et sur les organes urinaires; il n'est pas d'exemple, cependant, qu'elles aient déterminé l'écoulement des urines.

Cette méthode n'est pas la seule qu'ait employée cet habile praticien ; souvent il a saigné les sujets vigoureux et pléthoriques, et donné l'ipécacuanha à ceux chez lesquels l'indication d'un vomitif paraissait évidente.

MM. *Lisfranc et Velpeau.*
(Hôpital de la Pitié.)

Après avoir fait coucher le malade dans un lit convenablement chauffé, M. Lisfranc fait appliquer des cataplasmes de moutarde sur les extrémités inférieures. Les membres sont frictionnés avec la teinture de quinquina. Dans la journée on donne deux demi-lavemens émolliens avec addition de 15 grains de sulfate de quinine, et toutes les heures une cuillerée de punch ou de vin de Malaga; pour boisson, le malade prend deux pots de limonade citrique et une égale quantité d'infusion légère de thé.

La méthode de M. Velpeau diffère peu de la précédente. Des sinapismes sont successivement appliqués aux jambes et aux cuisses; sur la région épigastrique, on place un vésicatoire de 8 pouces, dont la surface est saupoudrée le lendemain avec 15 grains de sulfate de quinine, trois fois par jour.

La même substance est donnée en lavemens, associée aux substances suivantes :

℞ Sulfate de quinine,   15 grains.
  Laudanum de Rousseau,   10 gouttes.
  Camphre,   6 grains.
  Eau de gomme,   quant. suff.

La boisson ordinaire consiste en une infusion légère de tilleul et de fleurs de mauve, édulcorée avec du sirop de capillaire. On forme la potion avec l'infusion de mélisse, l'eau distillée de laitue et une once de sirop de pavot blanc ; dans quelques cas, on peut y ajouter un gros de teinture de cannelle.

M. *Bouillaud.*

(Hôpital de la Pitié.)

Après avoir renoncé au traitement qui lui était commun avec ses collègues, M. Bouillaud paraît adopter de préférence la méthode antiphlogistique ou physiologique. Une saignée au bras est pratiquée dans la période d'invasion et de réaction. Trente ou quarante sangsues sont appliquées sur l'abdomen. On renouvelle cette émission sanguine lorsque les circonstances l'exigent. M. Bouillaud a trouvé, dit-il, dans les premières autopsies qu'il a faites, un motif suffisant pour employer cette méthode thérapeutique, car elles lui ont démontré que l'inflammation des muqueuses digestives était l'élément principal de la maladie. Aussi, à la saignée locale ou générale joint-il l'usage des boissons glacées, de cataplasmes et de lavemens émolliens et un peu narcotiques.

Toutefois, dans les cas les plus graves de la période bleue, il donne une infusion légère de café, et fait cautériser la région du rachis, à la manière de M. Petit. Ce dernier moyen suffit quelquefois pour ramener les battemens du cœur et le mouvement respiratoire chez des individus en état de mort apparente.

Pour s'opposer aux accidens qui accompagnent souvent la réaction, ce praticien veut qu'on emploie les sangsues sur les apophyses mastoïdes, la glace sur la tête et des vésicatoires aux extrémités inférieures.

M. Serres.

(Hôpital de la Pitié.)

M. Serres établit une comparaison entre le choléra et les maladies connues sous le nom de *dothinenterie*, *d'iléite*, *de fièvre typhoïde*, qui dépendent d'un développement insolite des glandes de Peyer et, consécutivement, des ganglions mésentériques. Suivant lui, la présence sur la muqueuse intestinale d'un très grand nombre de granulations comparables aux boutons d'un vésicatoire en suppura-

10

tion, qui n'est qu'une exception dans les premières maladies, forme au contraire le caractère distinctif du choléra, et justifie le nom de *psorentérie* qu'il donne à cette affection. Ces cryptes granuleux criblent tellement la muqueuse, qu'on dirait que cette membrane entière a subi cette transformation; seulement leur nombre est moins considérable aux points de l'intestin opposés au bord mésentérique, là où se voient ordinairement les glandes de Peyer; dans le choléra, ces dernières glandes sont elles-mêmes ordinairement plus étendues qu'à l'état sain, et quelquefois enflammées. Avec cette altération coexiste aussi presque toujours une turgescence des glandes de Brunner; les glanglions mésentériques offrent moins de développement et de pâleur que dans la fièvre typhoïde.

Lorsque ces granulations existent plus nombreuses à la partie supérieure du tube digestif, vers le duodénum, les vomissemens prédominent; dans le cas de leur accumulation sur la section inférieure, les selles sont plus fréquentes.

M. Serres distingue deux formes de cette maladie. Dans la première, outre les cryptes granuleux, on trouve une inflammation de la muqueuse, c'est la *psorentérite* (*choléra violacé*); elle a été surtout observée chez les sujets de vingt à cinquante ans; ses symptômes sont moins graves et son pronostic moins fâcheux que celui de la *psorentérie* proprement dite (*choléra bleu ou algide*), qui laisse voir, à l'autopsie, des boutons sans inflammation de la muqueuse.

Traitement. Dans le premier cas, *choléra inflammatoire* (*psorentérite*), on s'est bien trouvé de l'application des sangsues sur les diverses régions de l'abdomen ou à l'anus, comme aussi d'une petite saignée, pratiquée dès le début de la maladie. A ces moyens il faut joindre l'usage des mucilagineux, des limonades citriques, des potions gommeuses, antispasmodiques et celle anti-émétique de Rivière.

La glace et l'eau gazeuse sont données à l'intérieur pour arrêter les vomissemens; contre la diarrhée, on conseille les lavemens d'amidon laudanisés.

M. Serres fait observer que lorsque *la psorentérie* a une issue heureuse, elle se transforme en *psorentérite*, c'est-à-dire que, sous l'influence des toniques et des excitans, le choléra bleu a passé à l'état inflammatoire. Je n'ai pas vu guérir un seul malade, dit-il, chez lequel ce passage n'ait eu lieu. Il en résulte que le choléra inflammatoire offre beaucoup plus de chances de succès que le non-inflammatoire, puisque ce dernier n'a guéri qu'en traversant les formes du premier. Il en résulte encore que les chances de guérison du choléra seront toujours en raison inverse de l'âge, puisque la psorenterie affecte plus spécialement les vieillards.

Dans le choléra non inflammatoire, on aura recours aux toniques diffusibles ; le laudanum doit être ajouté dans les potions et dans les lavemens, surtout pendant la période algide. L'application de la chaleur à la peau, les frictions alcoolisées et ammoniacales, et les sinapismes appliqués sur le ventre, contribueront, avec les moyens précédens, à calmer les accidens et à déterminer la réaction.

M. Clément.

(Hôpital de la Pitié.)

C'est à notre ami M. Caffe, interne des hôpitaux de Paris, que nous devons l'historique du traitement appliqué par ses soins dans les salles du docteur Clément.

« Le traitement mis en usage par M. Clément, modifié suivant l'intensité de l'affection, sa durée, le sexe, l'état général du malade, le traitement antérieur, etc., consiste principalement dans les évacuations sanguines pratiquées dès le début, lorsque le cholérique est apporté dans la période d'invasion, que les pulsations de l'artère radiale sont appréciables, et que l'état général le permet. On réitère encore ces évacuations pendant la période de réaction ; mais alors on recourt plutôt à l'application de sangsues à l'anus, à l'épigastre ou aux apophyses mastoïdes, suivant l'indication. **Par** ce moyen, M. Clément prévient le plus souvent les complications d'inflammation cérébrale et gastro-intestinale.

» La médication employée par M. Clément dans la période de prolapsus, repose sur des moyens tout différens. Il n'est pas inutile de faire remarquer ici que cet état de prolapsus est la période dans laquelle se présentaient le plus ordinairement les malades au début de l'épidémie; c'est aussi le degré de la maladie qui laisse au médecin le moins de chances de succès.

» Voici les moyens thérapeutiques conseillés par M. Clément dans cette dernière circonstance :

» Dès son arrivée, le malade est enveloppé dans des couvertures de laine préalablement chauffées; un cylindre creux, rempli d'eau chaude, est placé vers les pieds; des frictions sont pratiquées sur tout le corps, et principalement sur les membres, avec une flanelle sèche ou imbibée du liniment suivant :

♃ Cantharides pulvérisées,	1 gros.
Ail haché.	1 cuillerée à café.
Poivre pulvérisé,	2 gros.
Vinaigre,	2 onces.
Alcool à 36°,	4 décilitres.
Moutarde en poudre,	2 gros.
Camphre,	1 gros.

A laisser infuser pendant vingt-quatre heures.

« Souvent on applique des sinapismes sur la poitrine, dans le but de rendre la respiration moins difficile.

» On donne pour boisson une infusion de tilleul et de camomille aussi chaude que le malade peut la supporter, et, plus souvent encore, une décoction de gayac et de sassafras.

» Toutes les deux heures, on administre une cuillerée à bouche de la potion suivante :

℞ Eau distillée de menthe poivrée,	3 onces.
Sirop d'écorces d'oranges,	1 once.
Gomme arabique,	2 gros.
Calomélas préparé à la vapeur,	12 grains.

» Le calomélas ne restant pas en suspension, il est nécessaire d'agiter fortement la potion avant de s'en servir.

» Toutes les deux heures, et alternant avec la potion ci-dessus, on donne une cuillerée à bouche de vin de Madère.

» On fait prendre dans le jour deux ou trois lavemens ainsi composés :

℞ Extrait de ratanhia,	3 gros.
Cachou,	2 gros.
Laudanum de Sydenham,	20 gouttes.
Eau ordinaire,	6 onces. »

M. Caffe ajoute, sur l'emploi du calomélas, les réflexions suivantes, que nous nous faisons un devoir de reproduire, comme un document précieux pour les médecins qui jugeraient à propos d'avoir recours à ce médicament.

« L'administration du calomélas dans le choléra-morbus doit être rapportée à une époque déjà éloignée. Dans les Indes, les médecins anglais, principalement, en font un usage très fréquent, et pour eux une longue observation en a constaté le succès dans la majorité des cas. On sait qu'ils attribuent à cette substance, qui est presque leur panacée, une foule de propriétés, variant suivant la dose à laquelle elle est administrée. Pour moi, dit M. Caffe, il m'a semblé que le calomel donné à la dose conseillée par M. Clément enrayait les symptômes rapidement mortels du choléra; il est vrai qu'une gastro-entérite survenait quelquefois alors, mais cette dernière maladie, facile à combattre, dans les cas même les plus redoutables, donne au médecin le temps d'agir et d'employer toutes les ressources que l'art met en son pouvoir. Les observations nombreuses que j'ai recueillies pourront peut-être un jour devenir de quelque utilité dans le jugement à porter sur ce mode de médication. Quelquefois il arrive que, pendant l'administration du calomélas, les évacuations par le bas augmentent d'une manière notable, mais elles sont modifiées dans leur nature et cessent bientôt en même temps que le pouls se relève et se soutient.

On a remarqué que souvent l'absence de sécrétion intestinale accompagnait la cessation des
battemens artériels, et que, pour les rappeler,
il fallait agir par les purgatifs actifs sur le tube
digestif; c'est pour arriver à ce résultat que l'on
emploie le sulfate de soude, à la dose de quatre,
six et même huit onces, dissous dans très peu de
véhicule, et administré par cuillerées à bouche, de
dix minutes en dix minutes. Plusieurs fois lorsque,
pendant la journée, un malade m'était apporté
dans la période de prolapsus, sans selles, sans
vomissemens et sans pouls radial, à l'exemple de
M. Récamier, j'ai eu recours au sulfate de soude,
qui ramenait les selles et le pouls, et me semblait
agir dans ces cas comme le calomélas, qu'il m'est
souvent arrivé de porter, dans les vingt-quatre
heures, juqu'à trente-six grains. Plusieurs convalescences eurent lieu sous l'influence de ce médicament, et les autopsies ne me firent jamais reconnaître des altérations véritablement inflammatoires
ou différentes des altérations retrouvées chez ceux
qui n'avaient pas été soumis à la médication par
le proto-chlorure de mercure. Les purgatifs sont
du nombre des médicamens dont l'emploi, dans
cette maladie, échappe le plus à la théorie. »

M. Parent-Duchâtelet.

(Hôpital de la Pitié.)

Ce médecin emploie les frictions sèches de préférence à celles qu'on fait avec des linimens stimulans. Dans la période algide, il ordonne le vin de Madère, les potions éthérées, la limonade alcoolisée, et des lavemens d'eau de riz avec l'extrait de ratanhia et le laudanum. Dans la période de réaction, on saigne, si les forces le permettent; autrement, on se borne aux boissons émollientes.

M. Louis.

(Hôpital de la Pitié.)

Le traitement suivant a généralement été suivi dans le service de ce praticien.

Dans la période de froid, les extrémités étaient continuellement frictionnées et recouvertes de linges chauds. On donnait une cuillerée de la potion suivante, toutes les heures, ou toutes les deux heures:

<pre>
♃ Potion antispasmodique ,   4 onces.
  Alcool ,   1 once.
  Laudanum de Sydenham ,   1 gros.
</pre>

Si cette dernière substance déterminait du narcotisme, on la supprimait de la potion pour la donner en lavement, à la dose d'un scrupule, d'un demi-gros ou même d'un gros, jusqu'à ce que la diarrhée s'arrêtât. Contre les vomissemens, on employait l'eau de glace fondue dans la bouche, ou mieux encore, de petits morceaux de glace avalés en entier.

Les saignées locales ou générales, pratiquées dans la période du froid, ont paru en général soulager les malades et diminuer l'étouffement dont ils se plaignaient.

On a observé que les congestions qui, lors de la réaction, surviennent vers les organes importans, le cerveau, le cœur, le tube digestif, sont d'une gravité proportionnée à l'intensité de la période de froid. La saignée, les sangsues les ont quelquefois avantageusement combattues.

Mouvement de l'hospice de la Pitié, depuis l'invasion de l'épidémie jusqu'au 30 avril.

	Hommes			Femmes.
Il est entré.	426	Il est entré.	352
Il est sorti.	142	Il est sorti.	111
Il est mort.	223	Il est mort.	182
Il restait au 30 avril. .	61	Il restait au 30 avril. .	59

Hôpital de la Charité.

Dans les premiers temps de l'épidémie, où les malades, apportés à l'hôpital, hommes, femmes, enfans, vieillards, présentaient une effrayante conformité de phénomènes, tous glacés, et plongés dans un état d'asphyxie et de stupeur; une méthode, semblable en beaucoup de points, fut employée par les médecins de cet établissement. Rappeler la chaleur à la peau par des frictions et des applications excitantes ; arrêter les déjections, modérer les douleurs par les préparations opiacées, favoriser et régulariser la réaction, telles étaient les indications qu'ils cherchaient surtout à remplir.

M. Fouquier.

(Hôpital de la Charité.)

Prescrit une potion aromatique avec :

℞ Eau de cannelle,   1 once.
  Acétate d'ammoniaque,   2 gros.
  Sirop,   q. s.

L'infusion de camomille, à laquelle on ajoute une once d'acétate d'ammoniaque, sert de boisson ordinaire au malade.

Des sinapismes chauds, au nombre de quatre, sont appliqués aux extrémités, et renouvelés toutes les deux heures. On fait des frictions avec la flanelle imbibée d'alcool camphré.

Ce praticien, dont l'habileté à manier les agens thérapeutiques est si connue, ne s'est pas borné à l'emploi de ces moyens. Il a, suivant les circonstances, ordonné les vins généreux, les toniques, ou bien fait pratiquer des émissions sanguines, et mettre de la glace sur la tête.

M. *Rullier*.

(Hôpital de la Charité.)

Voici la potion que formule ce praticien :

℞ Ether sulfurique,	1	scrupule.
Laudanum liquide,	1	gros.
Eau de tilleul et de menthe,	1	once et demie.

Dans une décoction de pavot suffisamment édulcorée.

Il préfère aux autres frictions, celles avec la teinture de quinquina et de camphre. Les vomitifs ont été employés avec le plus grand succès par M. Rullier; il ordonne, dès le début de la maladie, de 25 à 30 grains d'ipécacuanha, ou bien 24 grains de cette substance, unis à 1 grain d'émétique.

M. *Lherminier*.

(Hôpital de la Charité.)

Aux sinapismes sur la surface du corps, aux frictions avec un liniment stimulant, aux autres moyens généralement employés pour ramener la chaleur, M. Lherminier ajoute l'usage d'une tisane préparée de la manière suivante :

℞ Eau-de-vie,   2 gros.
     Ammoniaque liquide ,   24 gouttes.

Dans un litre d'infusion de menthe et de feuilles d'oranger, édulcorée avec 2 onces de sirop de valériane.

Et de plus une boisson ainsi composée :

℞ Acétate d'ammoniaque,   1/2 once.
   Ether sulfurique et ammonia-
      que liquide,   2 gros de chaque.
   Eau de menthe poivrée,   12 onces.
   Sirop d'œillet,   2 onces.

M. Dance.

(Hôpital de la Charité.)

Le traitement employé par M. Dance ne différait que fort peu de celui de M. Fouquier. On assure que, dans le but de faire cesser la suffocation et de ranimer les mouvemens du cœur, il a souvent eu recours avec le plus grand succès à l'application de ventouses sèches autour de la base de la poitrine. Il n'avait pas tardé à renoncer presque entièrement à l'emploi de l'opium ; il donnait la limonade à la glace, l'eau de Seltz, la glace en fragmens ; et le plus ordinairement les vomissemens cédaient à l'usage de ces moyens sagement combinés.

M. Rayer.
(Hôpital de la Charité.)

Quelle que soit la diversité des nuances du choléra, M. Rayer pense que toutes peuvent se rapporter aux deux espèces suivantes :

Première espèce. — Choléra léger.

Symptômes. — Déjections et vomissemens plus ou moins abondans et plus ou moins répétés avec ou sans crampes, avec persistance du pouls radial, sans refroidissement notable de la tête ; la peau des mains conservant à peu près la couleur naturelle.

Traitement. — Pour tisane, solution de gomme avec addition d'une once de sirop diacode et d'une once de sirop de coings par pinte ; douze à vingt-quatre gouttes de laudanum liquide de Sydenham dans une potion mucilagineuse ou dans un quart de lavement émollient, suivant que les évacuations ont lieu par haut ou par bas ; entretenir une douce chaleur à la surface du corps, à l'aide de sachets de son chaud appliqués sur le ventre ; sinapismes aux extrémités inférieures, si les crampes sont vives.

Deuxième espèce. — Choléra grave ou algide, primitif ou consécutif.

Symptômes. — Soif ardente, évacuation par haut et par bas d'une matière trouble ou blanchâtre, quelquefois peu abondante, suppression complète des urines, respiration lente, voix faible ou éteinte, pouls radial filiforme ou nul, mains bleuâtres, froides et livides, sueur visqueuse, peau ridée, ttlangue froides.

Traitement. — Deux sinapismes aux jambes et deux aux avant-bras ; compresses imprégnées d'ammoniaque sur la partie antérieure de la poitrine ; vin de Malaga éthéré, administré par cuillerées toutes les demi-heures, et plus souvent s'il n'est pas vomi ; décoction de ratanhia acidulée avec le suc de citron pour boisson ; sachets de son chaud à la surface du corps.

Ces deux espèces, admises par M. Rayer, ne sont, à proprement dire, que la première et la seconde période du choléra ; l'une succède le plus ordinairement à l'autre, et, selon ce praticien, les phénomènes observés dans la première doivent être attribués à une réaction salutaire qu'il faut diriger en favorisant les sueurs, en calmant les vomissemens et en diminuant les évacuations alvines par l'emploi des opiacés et du ratanhia.

M. Rayer pense aussi que, dans la période *algide,*

les toniques et les excitans provoquent plus sûrement qu'aucun autre moyen une réaction salutaire, sans laquelle la vie s'éteint ; que, lorsqu'on est assez heureux pour avoir provoqué cette réaction, pour avoir ranimé la circulation et la chaleur, il faut entretenir cet état sans l'exaspérer, et diminuer progressivement l'action des toniques et des excitans.

Dans les cas où l'état typhoïde s'est manifesté, c'est-à-dire, lorsqu'il y a coma, sécheresse et enduit fuligineux des lèvres, des dents et de la langue, ce médecin ordonne des applications sur la tête, faites avec la glace ou l'eau froide, suivant la gravité des symptômes, et en même temps il fait placer des corps très chauds à la plante des pieds. Si le danger est imminent, des compresses imbibées d'ammoniaque sont appliquées à la partie interne des cuisses. Les malades boivent alors de l'eau vineuse.

Mouvement de l'hospice de la Charité de Paris, depuis l'invasion de l'épidémie jusqu'au 30 avril.

	Hommes.		Femmes.
Il est entré.	475	Il est entré.	510
Il est sorti.	134	Il est sorti.	167
Il est mort.	283	Il est mort. . . . . . ,. .	285
Il restait au 30 avril. .	58	Il restait au 30 avril. .	58

M. Alibert.

(Hôpital Saint - Louis.)

Le choléra-morbus s'est présenté à M. Alibert comme l'accès d'une de ces fièvres intermittentes pernicieuses décrites par Torti sous le nom de *cholériques.* Dans l'une et l'autre maladie, il y a, en effet, froid subit, sidération des forces, suspension du mouvement circulatoire. Les fièvres cholériques sont fréquemment accompagnées de vomissemens et de diarrhée, comme le choléra lui-même; et, si la périodicité n'appartient pas à cette dernière affection, c'est à la violence de la secousse imprimée à toute l'économie qu'il faut attribuer cette différence. D'ailleurs, n'y a-t-il pas des cas de rechutes, de récidives, qui semblent indiquer une tendance au retour des mêmes phénomènes? D'après cette manière de voir, un traitement analogue à celui des fièvres cholériques a dû être adopté par le célèbre professeur dont nous parlons.

1° Il fait prendre, d'heure en heure, une pilule d'un grain de sulfate de quinine, ayant soin de diminuer la dose ou d'éloigner les époques d'administration, si les accidens sont notamment modifiés.

2° Pour boisson, une cuillerée, toutes les demi-heures, de vin de quinquina, ou bien une dé-coction de deux gros de quinquina, dans une cho-pine d'eau, dont on donne un petit verre par demi-heure, en alternant avec la limonade tartarique.

3° Deux fois par jour, on donne un lavement de quinquina avec addition d'un gros de camphre.

4° On réchauffe les malades par tous les moyens usités en pareil cas.

Des indications, fournies par l'état du malade ou le caractère de la maladie, ont souvent engagé M. Alibert à modifier ce traitement.

Souvent on a commencé par donner au malade seize grains d'ipécacuanha en deux prises égales, lui administrant, en outre, une certaine quantité d'eau tiède au moment où le remède agit, afin de rendre les vomissemens moins douloureux. Le lendemain, on donne l'émétique en lavage, et ce n'est que le jour suivant qu'on vient à l'usage du quinquina. De toutes les préparations de cette substance, c'est le vin de quinquina qui réussit le mieux, alternativement employé avec une boisson désaltérante.

L'ipécacuanha doit, suivant ce professeur, être préféré pour vomitif, lorsque les phénomènes algides sont très prononcés, et les évacuations abondantes; et, dans ce cas, on aide son action par des stimulans externes. L'émétique se donne surtout aux malades qui n'ont pas encore abordé la période d'invasion ; alors les excitans externes sont inutiles, et l'on n'a plus recours qu'aux boissons désaltérantes. La diarrhée persistante est combattue par des lavemens de camomille, avec vingt-cinq gouttes de laudanum liquide de Sydenham. Aux symptômes typhoïdes on oppose encore le vin de quinquina ; et l'on ajoute à ce moyen l'application de vésicatoires sur les membres inférieurs.

MM. Richerand et Jobert.
(Hôpital Saint-Louis.)

Ces deux praticiens annoncent qu'ils se sont proposé de remplir les indications suivantes :

1° Dans la période algide, rappeler la chaleur à la périphérie du corps par de puissans stimulans appliqués à sa surface ; 2° supprimer ou modérer le devoiement, qui est une des causes les plus actives de la perte des malades ; 3° combattre les accidens inflammatoires qui surviennent dans la période de réaction, à l'aide de petites saignées ou de sangsues appliquées à l'épigastre ou à l'anus. Dans les deux périodes et la convalescence, ces deux praticiens ont donné l'infusion de camomille, pour provoquer la transpiration ; au moyen de l'eau de Seltz, et quelquefois en supprimant toute boisson ils ont réussi à calmer les vomissemens.

Ce traitement, semblable à tant d'égards à ceux

dont nous avons déjà parlé, en diffère cependant par un emploi plus persévérant des sinapismes ; en effet, dès l'entrée du malade, les quatre membres en étaient enveloppés, et ce moyen thérapeutique eut pour effet constant de supprimer les crampes ou de les diminuer beaucoup.

M. Biett.

(Hôpital Saint-Louis.)

Dans le traitement des cholériques entrés dans les salles dont il fait le service, M. Biett a employé plusieurs méthodes curatives.

Comme tous les autres médecins, il a eu recours avec avantage aux préparations opiacées.

Chez un individu, âgé de trente-sept ans, qui souffrait horriblement des crampes, le sous-nitrate de bismuth, à la dose de six grains dans une cuillerée de tisane, et de deux autres grains une demi-heure après, eut des effets calmans très sensibles. Les douleurs cessèrent, et les crampes elles-mêmes s'arrêtèrent aubout d'un temps fort court. Cette substance a depuis été employée un grand nombre de fois avec le même succès.

Prenant en considération la possibilité d'un empoisonnement miasmatique, ce praticien a pensé que le charbon de bois serait de quelque utilité ; il le donne en poudre à l'intérieur, par dose d'un demi-gros, à chacune des douze premières heures, puis on rapproche ou l'on éloigne les intervalles, suivant qu'il se manifeste une douleur plus ou moins vive à l'estomac. Le charbon n'agit pas sur les vomissemens et les crampes, mais il modifie évidemment les évacuations alvines. On a vu, sous son influence, la bile couler abondamment, la diarrhée diminuer, et le fluide urinaire reparaître en partie.

Chez quelques malades, le calomel, uni à l'opium, a paru avoir des effets avantageux, mais cette médication a été essayée un trop petit nombre de fois pour qu'on puisse prononcer sur son efficacité.

La méthode antiphlogistique n'a jamais été, dans ce service, que d'un usage accessoire; par des sangsues à l'anus, par des ventouses scarifiées sur la région iléo-cœcale, on a rempli quelques indications spéciales.

M. Lugol.

(Hôpital Saint-Louis.)

La cause première du choléra réside, suivant ce médecin, dans un agent impondérable et délétère, répandu dans l'air, dont l'effet, dans les organes de la respiration, est d'hydrogéner le sang. Dès-lors, ce fluide perd la propriété de stimuler le système nerveux ; par suite de l'inertie de cette fonction, la circulation se ralentit, puis cesse complètement, d'où l'engorgement du système veineux, tous les phénomènes de l'asphyxie, et la mort. C'est donc un véritable empoisonnement miasmatique, qui trouve son analogue dans la fièvre adynamique et même dans le scorbut.

Pour réchauffer ces malades, M. Lugol emploie les cataplasmes faits avec parties égales de farine de graine de lin et de moutarde. Il préfère ce moyen aux sinapismes et aux frictions qui, suivant lui, ont l'inconvénient de trop exciter la peau.

De deux heures en deux heures on administre une potion ainsi composée :

♃ Eau distillée de tilleul,	4	onces.
Sirop d'œillet,	2	onces.
Acétate d'ammoniaque,	1	once.
Laudanum de Sydenham,	4	scrupules.
Ether sulfurique,	1	once.

Les douleurs que produisent les crampes sont avantageusement combattues par l'administration d'un quart de grain d'acétate de morphine ; on administre jusqu'à deux de ces pilules aux malades les plus souffrans.

Une infusion de thé, dans laquelle on ajoute une cuillerée d'alcool rectifié par pinte, sert de boisson habituelle au malade. La proportion d'alcool doit être diminuée quand la réaction s'opère, et supprimée quand elle est tout-à-fait manifestée. Elle varie aussi suivant la constitution des malades et le degré de l'affection.

Dans la période de réaction, M. Lugol compte beaucoup plus sur l'action des vésicatoires que sur celle des sangsues derrière les oreilles pour combattre le narcotisme qui survient presque toujours à cette période de la maladie.

M. Gerdy.
(Hôpital Saint-Louis.)

M. Gerdy regarde le choléra comme une asphyxie produite par une affection du système nerveux. Voici les moyens qu'il mettait en usage :

1° On frictionnait les malades avec un liniment ammoniacal seulement irritant, et non vésicant, pour les réchauffer. Quelques uns, dans la même intention, étaient soumis à des douches de vapeur ou à une fumigation aromatique.

2° Chez tous on appliquait, le long de la colonne vertébrale , trois larges vésicatoires, un au cou, un au dos, un au commencement des lombes pour agir par révulsion sur la moelle épinière et l'origine des nerfs, depuis celle des nerfs du poumon, et pour réveiller la respiration, la circulation et combattre les crampes.

3° A tous on a couvert les jambes et les avant-bras de sinapismes, pour réchauffer les extrémités et combattre les crampes par révulsion.

4° Presque tous ont reçu un large sinapisme d'un pied carré sur l'épigastre et le ventre, pour combattre, par révulsion, les vomissemens, la diarrhée, et surtout les douleurs épigastriques.

5° Tous ont pris une potion anti-émétique de six onces d'eau de Seltz avec six gouttes de laudanum, ou 4 à 6 gros de sirop diacode, ou bien en remplacement de la potion, et quelquefois en même temps, 2 à 4 pilules d'un grain de camphre chacune, pour arrêter les vomissemens. Tous ont pris des demi-lavemens d'amidon avec 8 ou 10 gouttes de laudanum et quelquefois 6 ou 8 grains de camphre pour combattre le dévoiement.

6° La plupart ont été frictionnés avec la teinture de scille, et ont reçu quatre grains de scille en poudre sur les vésicatoires, pour rétablir la sécrétion urinaire.

7° Chez quelques uns le sinapisme du ventre a été remplacé ou suivi par un vésicatoire à l'épigastre.

8° Quelques uns ont été saignés pour combattre des symptômes de congestion sanguine à la tête ou ailleurs.

9° Tous ont bu, à leur choix, de la limonade,

de la tisane pectorale , ou de l'eau de Seltz édulcorée avec le sucre ou un sirop.

M. Gerdy compte un assez grand nombre de
succès qu'il est permis d'attribuer à sa méthode
toute rationnelle.

*Mouvement de l'hospice Saint-Louis, depuis l'invasion
de l'épidémie jusqu'au 30 avril.*

Hommes.		Femmes.
Il est entré. 807		Il est entré. 642
Il est sorti. 262		Il est sorti. 189
Il est mort. 389		Il est mort. 307
Il restait au 30 avril. . 156		Il restait au 30 avril. . 146

M. Kapeler.

(Hôpital Saint-Antoine.)

Ce médecin , dès le début de l'épidémie , donnait aux malades trente gouttes de laudanum de
Sydenham , diminuant progressivement la dose de
cinq gouttes de quart d'heure en quart d'heure.
Lorsque les symptômes reparaissaient, après avoir
été calmés d'abord , il recommençait l'administration du même remède , et dans les mêmes propor-
tions. Il donnait en outre , toutes les demi-heures
ou toutes les heures , une cuillerée d'une potion
ainsi formulée :

℞ Eau de menthe,   2 onces.
   — de fleurs d'oranger,   2 onces.
     Laudanum,   1 gros.
     Ether,   1 gros.
     Sirop de sucre,   1 once.

La diarrhée était combattue par le lavement suivant :

℞ Décoction de quinquina,   8 onces.
   Extrait de ratanhia,   2 gros.
   Laudanum,   18 gouttes.

Pour ranimer la chaleur, on pratiquait en même temps des frictions sèches et aromatiques ; des sinapismes étaient placés aux extrémités ; enfin tous les moyens propres à appeler la réaction étaient mis en usage.

Lorsque, sous l'influence de ce traitement, la réaction avait eu lieu, on supprimait aussitôt le laudanum, la potion, les lavemens, et l'on ne donnait plus aux malades qu'une décoction de riz ou de salep avec le cachou, si les évacuations alvines continuaient, ou simplement une légère infusion de tilleul ou de menthe.

L'emploi des saignées et des sangsues ne suffisant pas toujours pour maîtriser les accidens de la réaction, M. Kapeler songea bientôt à restreindre à quelques cas l'usage du laudanum.

Pour ramener la réaction, chez certains cholériques, à la période bleue, on les fit séjourner une demi-heure dans un bain tiède, rendu plus actif par l'addition de deux livres de soude ou de potasse; au sortir du bain on les enveloppait de couvertures chaudes, et on leur administrait trente gouttes de laudanum.

Dans les cas de collapsus bien marqué, on donnait, de quart d'heure en quart d'heure, et par cuillerées, la potion suivante :

℞ Eau de menthe,	3 onces.
Acétate d'ammoniaque,	4 gros.
Camphre,	1 demi-gros.
Ether,	2 gros.
Sirop de sucre,	1 once.

On ajoutait à ce moyen le lavement qui suit, administré de trois heures en trois heures.

℞ Camphre,	1 demi-gros.
Jaune d'œuf,	1.
Infusion de serpentaire,	8 onces.

Pour frictions, le liniment suivant :

℞ Essence de térébenthine,	6 onces.
Camphre,	3 onces.
Teinture de poivre-long,	1 livre et demie.

Les symptômes de congestion cérébrale étaient combattus par la saignée et les sangsues, suivant les indications ; s'il y avait des signes d'embarras gastrique, de légers purgatifs étaient administrés.

Dans la forme adynamique, des vésicatoires ou des sinapismes étaient placés aux cuisses.

L'ipécacuanha, le sulfate de quinine, les affusions froides, ont été employés quelquefois avec plus ou moins de succès.

M. Kapeler insiste surtout sur les soins à donner aux convalescens ; dans les cas, assez fréquens, où le dévoiement survit aux autres accidens, il a employé avec succès la décoction de riz ou de salep avec le cachou, que nous lui avons vu administrer dans la période de réaction.

M. Mailly.

(Hôpital Saint-Antoine.)

M. Mailly n'a pas cherché à se faire une méthode : il s'est borné à la médecine des symptômes, et son traitement, tout rationnel, lui a souvent donné d'heureux résultats.

Au début de la maladie, lorsqu'il y avait des signes de congestion active, il faisait pratiquer des saignées, ou locales, ou générales, suivant l'état du malade. Des frictions ammoniacales camphrées ou cantharidées étaient faites sur les extrémités supérieures et inférieures. On donnait des boissons antispasmodiques et ne contenant qu'une très

faible dose d'opium , parce que ce praticien a remarqué que cette substance hâte la congestion
veineuse du cerveau.

Dans la seconde période , celle de prostration
ou d'asphyxie, il administrait les toniques diffusibles , et la potion suivante à prendre par cuillerées, à distances plus ou moins rapprochées , suivant l'état du malade :

> ♃ Acétate d'ammoniaque ,   3 gros.
>   Infusion de menthe poivrée,   5 onces.
>   Sirop de sucre ,   1 once.

Tous les excitans externes étaient mis en usage;
on insistait surtout sur l'emploi des sinapismes et
des vésicatoires pour combattre les congestions
viscérales. Des sangsues étaient placées vers la base
du crâne lorsqu'il y avait une tendance au coma,
ou sur quelque point de la poitrine lorsque le malade y accusait de la douleur.

*Tableau du mouvement de l'hospice Saint-Antoine , depuis
le 26 mars jusqu'au 30 avril.*

	Hommes.		Femmes.
Il est entré.	397	Il est entré.	324
Il est sorti.	139	Il est sorti.	99
Il est mort.	215	Il est mort.	159
Il restait au 30 avril. .	43	Il restait au 30 avril. .	66

M. Ricord.

(Hôpital des Vénériens.)

Lorsque le choléra en est encore à ses accidens d'invasion, ce médecin conseille les moyens sui-vans :

1º Contre la diarrhée simple, sans douleurs abdominales et sans indice d'inflammation, on donne : eau de riz gommée, édulcorée avec le sirop de grande consoude; des quarts de lavement amidonés, avec addition de douze gouttes de laudanum de Rousseau ;

2º Si le dévoiement résiste à cette médication; le quart de lavement est composé de la manière suivante :

℞ Décoction de quinquina froide,	6 onces.
Extrait de ratanhia,	2 gros.
Sulfate d'alumine,	1 demi-grain.
Laudanum de Rousseau,	12 gouttes.

3° Pour arrêter les vomissemens, une potion calmante, avec le sirop diacode et de la limonade à la glace ;

4° Lorsque la diarrhée paraît tenir à un état inflammatoire, que la langue est sèche et rouge, qu'il y a de la douleur dans la région abdominale, l'application de sangsues à l'épigastre ou à l'anus paraît alors évidemment indiquée ;

5e Des malades, présentant les évacuations caractéristiques du choléra, ont offert en même temps les signes d'une forte réaction, tels que le développement du pouls et la turgescence de la face : dans ces cas, on s'est bien trouvé des saignées générales associées aux applications de sangsues.

Lorsque le choléra est arrivé à la période algide, voici la marche suivie par le médecin dont nous parlons :

1° Les crampes sont combattues à l'aide de frictions faites avec de la flanelle imbibée du liniment suivant :

℞ Huile essentielle de térébenthine,   1 once.
  Alcali volatil,   2 gros.

2° La gouttière vertébrale est fortement frictionnée avec la même préparation ;

3° Après les frictions, on applique des sinapismes et des sachets de sable chaud sur les membres;

4° Si le ventre est indolent, la langue humide et plate, on donne l'infusion de camomille pour boisson ; dans les circonstances opposées, on administre celle de tilleul chaude.

M. Ricord ayant, ainsi que d'autres praticiens, remarqué l'analogie qui existe entre le choléra et les fièvres pernicieuses, a pensé qu'on devait combattre les accès, ou plutôt les espèces d'exacerbation et de rémission qu'il présente, par les prépa-

rations de quinquina, et alors le mode d'administration est le suivant : le dévoiement existe-t-il
tandis que les vomissemens ont cessé, toutes les
trois heures trois grains de sulfate de quinine dans
une cuillerée de sirop de gomme ; le malade vomit-
il encore un peu, c'est dans une demi-cuillerée à
soupe de sirop diacode qu'il est administré ; enfin,
si les garderobes sont suspendues, on le fait prendre dans un quart de lavement laudanisé, à la dose
de huit à douze grains.

Lorsque la réaction se manifeste, les doses de
sulfate de quinine sont éloignées, tandis qu'on les
augmente et les rapproche lorsque le froid menace
de nouveau.

On avait prétendu que les maladies vénériennes
et les exutoires étaient de véritables préservatifs
du choléra ; un grand nombre d'observations recueillies dans ce service prouvent combien de telles
assertions sont erronées.

M. *Guersent.*

(Hospice des Enfans-Malades.)

Dans la période algide, ce praticien avait constamment recours aux bains à 22 degrés (Réaumur)
d'abord, et dont on élevait graduellement la température jusqu'à trente degrés environ. Des frictions
avec l'alcool camphré étaient pratiquées sur toute

la surface cutanée ; on appliquait des sinapismes et des vésicatoires sur divers points, et le petit malade était mis, en même temps, à l'usage des boissons aromatiques. Si les vomissemens et la diarrhée persistaient avec violence, on donnait, par cuillerées, un julep gommeux, avec addition de deux gros d'eau de Rabel et de la même dose d'acide sulfurique, et l'on administrait en même temps des lavemens laudanisés. Lorsque la réaction se manifestait avec trop de force et que les accidens cérébraux étaient à redouter, on plaçait des sangsues derrière les oreilles, de l'eau glacée ou même de la glace sur la tête ; quelquefois aussi ce praticien ordonnait une saignée générale ou des sangsues à l'épigastre. Dans la période typhoïde, souvent il avait recours aux antiphlogistiques, ou même il se bornait à recommander les boissons adoucissantes; ce n'est qu'en des circonstances fort rares qu'il a fait usage des excitans.

M. Jadelot.
(Hospice des Enfans-Malades.)

M. Jadelot faisait frictionner les membres de ses petits malades alternativement avec de la glace et un liniment excitant; il donnait des biscuits glacés ou de la glace en substance; souvent aussi l'administration de vingt-quatre grains d'ipécacuanha, en trois doses, lui a semblé produire de bons effets. Les moyens qu'il dirigeait contre les accidens de la réaction ne diffèrent point de ceux employés par M. Guersent.

M. Baudelocque.
(Hospice des Enfans-Malades.)

Aux premiers cholériques qu'il eut à traiter, M. Baudelocque faisait administrer une infusion de menthe ou de camomille, avec addition de deux à trois gros d'acétate d'ammoniaque par pinte de liquide ; il joignait à ce moyen les bains chauds, les vésicatoires, les sinapismes, les frictions avec l'huile de camomille camphrée, etc. Il eut ensuite recours au sulfate de soude, à la dose d'une once et demie dans douze onces d'eau, et administré, par cuillerées, de cinq en cinq minutes, dans le but de modifier les évacuations et de provoquer une douce réaction. Des résultats heureux justifièrent l'emploi de ce médicament, que dejà MM. Récamier et Trousseau avaient administré avec le plus grand succès dans leur service à l'Hôtel-Dieu. L'ipécacuanha réussit également entre les mains de M. Baudelocque. Le calomel et les frictions mercurielles furent mis en usage dans deux cas particuliers, mais ils échouèrent complètement. Dans le traitement des symptômes de la réaction, ce médecin suivait la marche que nous avons indiquée dans l'article consacré à M. Guersent.

M. Rousseau.

(Hospice des Enfans-Malades.)

Infusions aromatiques avec addition d'une demi-once d'acétate d'ammoniaque par pinte de liquide, bains chauds, applications de moutarde, lavemens laudanisés, fomentations émollientes sur le ventre lorsque la diarrhée prédomine, tels sont les moyens constamment mis en usage par M. Rousseau. Dans un cas où il redoutait une méningite, l'acide borique fut employé avec succès. Au moment de la réaction, il avait recours, comme tous les médecins du même hospice, aux saignées locales et générales.

Tableau du mouvement de l'hospice des Enfans-Malades, depuis le 26 mars jusqu'au 30 avril.

Garçons.		Filles.	
Il est entré.	48	Il est entré.	59
Il est sorti.	13	Il est sorti.	20
Il est mort.	32	Il est mort.	28
Il restait au 30 avril.	3	Il restait au 30 avril.	11

Le docteur Blanc.

(Hospice des Orphelins, rue Saint-Antoine.)

Suivant M. Blanc, il y a danger à réchauffer les malades par des moyens brusques ou dont l'effet ne peut être calculé et maîtrisé au besoin par le praticien, et il pense avec raison qu'il est préférable de placer les cholériques dans des circonstances telles qu'ils produisent eux-mêmes, d'une manière lente et progressive, la chaleur nécessaire à la réaction.

En conséquence de cette opinion, ce médecin fait emprisonner dans un vaste sac de taffetas gommé les cholériques à la période algide et préalablement enveloppés dans une couverture de laine. Ce sac ne s'élève que jusqu'aux aisselles.

M. Blanc a vu constamment la chaleur et le pouls se développer à l'aide de ce moyen; la saignée devient alors praticable.

Dans les cas où il y a nausées ou vomissemens, on administre l'ipécacuanha à la dose de quinze grains. Si le vomissemens ne cèdent pas à l'emploi de ce moyen, on donne la potion anti-émétique de Rivière.

Deux onces de sulfate de soude ont souvent arrêté le cours de la diarrhée; dans les circonstances où ce symptôme persistait, il a été combattu avec avantage par un lavement contenant une once d'extrait de ratanhia.

Un vésicatoire ammoniacé avec addition d'un ou deux grains d'acétate de morphine a souvent fait cesser les crampes.

M. Blanc a quelquefois employé les sangsues

dans la période de réaction ; s'il redoute des accidens cérébraux, des cataplasmes sinapisés ou des
vésicatoires sont placés aux extrémités inférieures.
L'eau de Seltz vineuse, la glace et la limonade
sulfurique, telles sont les boissons qu'il a adminis-
trées, mais toujours en petite quantité.

M. Martin-Solon.

(Hospice Beaujon.)

Au début de la maladie, ce médecin prescrit les
saignées locales ou générales ; dans la période de
froid, il administre l'infusion de menthe ou de
camomille qu'il remplace par le tilleul ou la violette, si l'abdomen est le siége d'une vive douleur ;
souvent aussi il a eu recours à la glace et aux boissons glacées ; l'ipécacuanha et le calomel ont été
quelquefois employés avec succès. Saignées et boissons froides, tels sont les moyens propres à combattre les accidens de la réaction. Mais ce qui distingue principalement le traitement adopté par ce
praticien de celui de ses collègues, c'est l'énergie
de la médication qu'il oppose aux symptômes
spasmodiques et aux crampes ; les premiers ont
souvent cédé à l'application de la belladone, soit
en cataplasmes, soit en fomentations. Chez deux
individus tourmentés de crampes rebelles, deux
bandelettes de diachylon gommé, laissant entre

elles un intervalle d'un pouce environ, ont été placées le long de la colonne vertébrale, depuis les dernières vertèbres cervicales jusqu'à la partie inférieure du sacrum. Une vésication fut ensuite produite au moyen de l'alcali volatil, dans l'espace nu entre les deux bandelettes, et les parties dénudées de leur épiderme reçurent un grain ou un grain et demi d'hydrochlorate de morphine. Sous l'influence de ce moyen, la disparition instantanée des crampes eut lieu chez l'un des malades, et chez l'autre elles devinrent supportables.

MM. Renauldin et Blandin.

(Hospice Beaujon.)

M. Renauldin dit avoir été amené à l'emploi constant et exclusif de la méthode antiphlogistique, par les nombreuses autopsies qu'il a faites aux premiers jours de l'épidémie, et dans lesquelles, une seule fois sur quarante, il n'a pu constater les désordres de la gastro-entérite, tandis que chez trente-neuf individus, la muqueuse intestinale offrait tous les caractères d'une vive inflammation.

Le traitement de M. Blandin ne diffère de celui de M. Renauldin que par quelques détails; il repose d'ailleurs sur les principes de la médecine physiologique; mais dans une maladie démentant le plus souvent toutes les doctrines, les essais ne sauraient être trop multipliés; aussi M. Blandin a-t-il successivement passé en revue un grand nombre d'agens thérapeutiques; c'est ainsi qu'il a eu recours au calomel administré à l'intérieur, à l'opium à doses diverses et sous plusieurs formes, à l'oxygène porté dans les poumons du malade au moyen de l'inspiration, au protoxide d'azote injecté dans les veines; tous ces moyens ont été employés avec des succès divers, mais l'opium et l'oxigène furent bientôt abandonnés. Ce médecin assure que jamais les crampes n'ont résisté à l'application de cataplasmes arrosés de laudanum. Il se loue beaucoup aussi de l'emploi du ratanhia contre les diarrhées opiniâtres.

Tableau du mouvement de l'hospice Beaujon, depuis le 26 mars juspu'au 3o avril.

Hommes.		Femmes.	
Il est entré.	232	Il est entré.	214
Il est sorti.	88	Il est sorti.	62
Il est mort.	115	Il est mort.	100
Il restait au 3o avril.	29	Il restait au 3o avril.	52

M. Bricheteau.

(Hospice Necker.)

Les malades apportés dans la période de froid étaient aussitôt enveloppés dans un sac de taffetas gommé, et placés dans l'appareil à bains de vapeur; on leur administrait ensuite des infusions de camomille ou de menthe, puis une saignée générale ou locale était pratiquée, si la réaction se montrait énergique; dans le cas contraire, on frictionnait la région précordiale et les extrémités avec le liniment *dit* des juifs, dont nous donnons la formule à la page 85, ou bien on appliquait des sinapismes rendus plus actifs par l'alcali volatil. On secondait ces moyens par une potion où entrait un demi-gros d'éther uni au vin de Malaga et à la teinture alcoolique de cannelle. M. Bricheteau conseillait contre les vomissemens rebelles, la limonade glacée, le tilleul mêlé à l'eau de Seltz frappée de glace, et la potion suivante, concurremment avec une application de glace sur l'épigastre ·

℞ Eau de laitue, 2 onces.
Eau de menthe, 2 onces.
Suc de limon, 1 cuillerée de table.
Carbonate de potasse, 1/2 gros.
Éther nitrique, 15 gouttes.
Laudanum, 15 gouttes.
Sirop de sucre, 1 once.

Ce médecin faisait administrer le salep en boisson et en demi-lavemens auxquels on ajoutait dix gouttes de laudanum environ; l'extrait d'opium, à la dose d'un huitième à un quart de grain, était incorporé dans des pilules que le malade prenait de deux heures en deux heures. Les crampes étaient combattues avec succès par la compression circulaire à l'aide d'une bande, ou par des frictions avec l'extrait de belladone.

Dans la période typhoïde, M. Bricheteau, après avoir employé les vésicatoires et les sangsues, a renoncé à ces moyens pour faire usage de la glace appliquée et maintenue sur la région crânienne. Ces applications duraient huit à dix heures d'abord; on les suspendait pour les réitérer après le même espace de temps, puis on ne prolongeait pas les suivantes au-delà de quatre ou six heures, s'il se manifestait une amélioration sensible dans l'état du malade. On continuait les boissons indiquées contre les vomissemens rebelles; des lavemens camphrés étaient administrés s'il survenait un délire violent, malgré l'énergie de la médication employée dans le but de le prévenir.

M. Piorry.

(Hospice de la Salpêtrière.)

Dans la période d'invasion, M. Piorry a eu recours aux saignées locales ou générales, largement pratiquées; il opposait aux vomissemens, et avec succès, des infusions très chaudes de thé ou de tilleul, données par cuillerées. Ce n'est que dans les circonstances où il y avait absence de pouls et prostration extrême, qu'il administrait un punch léger ou du Malaga, mais il abandonnait ce moyen pour recourir aux boissons gommeuses, aux cataplasmes et aux sangsues, dès qu'il se manifestait une légère réaction, ou de la douleur sur quelque point. L'eau gommée, la glace, remplaçaient les autres boissons lorsque le malade accusait une soif intense. Beaucoup de diarrhées cédèrent à l'emploi de la décoction blanche de Sydenham. Enfin, la cautérisation du rachis, suivant la méthode mise en usage par M. Bouillaud, fut tentée sur quelques cholériques chez lesquels la vie semblait près de s'éteindre.

Tels sont les moyens à l'aide desquels M. Piorry combat chacun des symptômes en particulier ; mais ce qui distingue son traitement de celui de la plupart des praticiens que nous avons cités, c'est l'emploi constant de la *ventilation* dans la maladie qui nous occupe.

Il fait disposer les salles où sont rassemblés les malades de manière à ce qu'ils soient, nuit et jour, soumis à l'influence d'un air fréquemment renouvelé ; de nombreuses couvertures enveloppent le reste du corps, de telle sorte que l'impression de l'air se borne aux voies respiratoires. Ce médecin assure que ce moyen suffit pour ramener promptement la chaleur.

M. Rostan.

(Hôpital temporaire de la Réserve.)

Ce médecin débute, dans le traitement du choléra froid, par l'administration d'un bain dont la température s'élève à 32 degrés (Réaumur); si le pouls reprend de la force, si la peau devient le siége d'une vive irritation, il fait alors appliquer des sangsues à l'épigastre et pratiquer une saignée générale; il seconde ces moyens par des boissons aromatiques ou excitantes. Dans les cas où la diarrhée est le symptôme prédominant, on donne des quarts de lavement mucilagineux avec l'extrait de ratanhia, le laudanum et la gomme adragant. Une potion, où le carbonate de magnésie s'associe à l'acide nitrique, combat avec avantage les vomissemens opiniâtres. Si les crampes persistent avec violence, on administre deux grains d'extrait de jusquiame incorporés dans une potion. Lorsque M. Rostan était appelé à agir dans la période typhoïde, il employait les vésicans sur les extrémités inférieures et le quinquina à l'intérieur.

M. Alphonse Sanson.

(Hôpital temporaire de la Réserve.)

Céphalalgie, vomissemens bilieux, diarrhée stercorale, menaces de crampes, tels sont, suivant ce praticien, les symptômes du choléra au premier degré; il administre alors l'eau de riz gommée et les lavemens laudanisés. Si le système sanguin prédomine chez le malade, on pratique une saignée par la lancette; des frictions sont faites avec une préparation d'opium, dans le cas où les accidens nerveux tendent à s'aggraver. Mais si, malgré ces moyens, les évacuations changent de nature et deviennent blanchâtres, si les crampes envahissent tous les membres, si à l'affaiblissement des pulsations artérielles et à la suppression des urines se joint un refroidissement progressif accompagné d'une teinte bleuâtre, la gravité des accidens réclame alors une médication plus énergique, et dans ce cas M. Sanson n'hésite pas à administrer l'ipécacuanha à dose vomitive; trois heures après, des sangsues sont appliquées sur la région épigastrique, ou même une saignée générale est pratiquée, si l'état du malade la rend possible; les membres sont frictionnés avec de la glace, et l'on se borne à la limonade glacée pour boisson. Dans la période algide confirmée, caractérisée par l'extinction complète du pouls, la couleur cyanique et le froid envahissant la presque totalité du corps, ce médecin ordonne des affusions d'eau froide sur la tête et l'épigastre; la limonade glacée est remplacée par des infusions aromatiques de menthe, de camomille ou de mélisse.

C'est aussi dans les mêmes circonstances que M. Sanson a recours à l'huile de cajeput, remède si vanté par les médecins indous.

Nous aurons complété les détails que nous avons pu recueillir sur le traitement employé par ce médecin, en ajoutant qu'il se borne à prescrire des bains, des boissons adoucissantes et l'application de quelques sangsues, dans les cas où le choléra vient à revêtir les formes typhoïdes.

M. *Huet-Desprez.*

(Hôpital temporaire de la Réserve.)

La première partie du traitement de ce praticien repose sur les mêmes bases que celui de M. Rostan; ainsi le malade est plongé dans un bain chaud, lorsqu'il est parvenu à la période bleue; s'il se ranime sous l'influence de ce moyen, si la circulation se rétablit, une saignée par la lancette ou les sangsues est immédiatement pratiquée.

Pour maintenir la réaction et prévenir en même temps les accidens qui souvent l'accompagnent, on a recours aux cataplasmes sur la région abdominale, à l'application d'un vésicatoire le long de la colonne vertébrale et aux sinapismes sur les extrémités inférieures ; des boissons simplement délayantes et froides sont permises au malade, mais il doit en prendre seulement quelques gorgées à la fois. Quant aux symptômes qui peuvent se manifester dans la suite, ils sont combattus par les moyens généralement usités, et la pratique de M. Huet-Desprez nous a semblé ne rien offrir de spécial à cet égard.

M. Londe.

(Hôpital temporaire de la Réserve.)

M. Londe s'est prononcé contre l'emploi des excitans à l'intérieur; c'est annoncer qu'il a cru devoir adopter la méthode antiphlogistique. Mais, comme tous les praticiens judicieux, il a modifié cette méthode suivant les indications, imprimant ainsi à son traitement un cachet particulier qui lui assigne une place dans cet ouvrage.

Le séjour au lit, l'eau de riz gommée ou l'orangeade pour boisson, des cataplasmes émolliens sur la région abdominale, des sangsues à l'anus, une diète sévère, tels sont les moyens que ce praticien oppose aux symptômes précurseurs de la maladie. A ce traitement, alors qu'il échoue et que les accidens cholériques s'aggravent, M. Londe fait succéder une médication plus active. A l'aide de sable chaud et de bouteilles d'eau bouillante, on cherche à réchauffer le malade ; des sangsues sont appliquées à la région épigastrique ; on recouvre de cataplasmes, rendus éminemment sédatifs par l'addition d'une forte dose de laudanum, les membres tourmentés de crampes violentes; les bains ont, dans quelques cas, combattu avec avantage les symptômes spasmodiques ; quelques cuillerées de limonade froide, ou des fragmens de glace si les vomissemens dominent, tels sont les moyens mis en usage par ce praticien. Le traitement de la réaction n'offre rien de particulier.

Tableau du mouvement de l'hôpital temporaire de la Réserve, depuis le 11 jusqu'au 30 avril.

Hommes.		Femmes.	
Il est entré.	252	Il est entré.	289
Il est sorti.	82	Il est sorti.	89
Il est mort.	97	Il est mort.	95
Il restait au 30 avril.	73	Il restait au 30 avril.	105

M. *Duméril.*

(Maison royale de Santé.)

Dans la période de froid, ce praticien emploie l'ipécacuanha, pourvu, toutefois, que les extrémités ne soient pas trop refroidies. Le vomitif se donne par doses de quinze à dix-huit grains plusieurs fois répétées ; en même temps, le malade fait usage de boissons froides. Cette secousse, imprimée à l'estomac, a pour résultat non seulement de modifier et d'arrêter les vomissemens, mais encore de provoquer une réaction salutaire, en déterminant la transpiration cutanée.

Le liniment dont on s'est servi pour frictionner les membres et la colonne vertébrale était composé de la manière suivante :

2 Alcool de mélisse, 3 onces.
  Ether acétique, 1 once.
  Ammoniaque, 1 gros.
  Laudanum, 1/2 gros.

Souvent aussi on a eu recours avec avantage à des vésicatoires appliqués sur la colonne vertébrale, tandis que les membres étaient couverts de larges sinapismes.

Lorsque la situation du malade paraissait contre-indiquer la médication vomitive, M. Duméril employait les moyens suivans pour réchauffer les malades :

1° Infusion de menthe et de mélisse chaude ;
2° Potion tonique, ainsi formulée :

2 Eau de cannelle orgée, 1/2 once.
  Eau de menthe, 1/2 once.
  Sirop d'éther, 1 once.
  Laudanum de Rousseau, 1 scrupule.

3° Des frictions avec le liniment dont nous avons parlé plus haut ;

4° Fumigations alcooliques.

Dans la période de réaction, ce professeur a varié ses prescriptions suivant les indications que présentait la maladie. Pour combattre l'état typhoïde, il a eu recours avec succès au sulfate de quinine en pilules, aux lavemens camphrés, et aux révulsifs sur les membres inférieurs.

Chez une jeune fille, qui n'éprouvait que des crampes, se manifestant d'une manière intermittente, on est parvenu à les arrêter complètement par un demi-lavement où entraient quinze grains de sulfate de quinine.

Nous ne terminerons pas cet article sans faire mention du procédé ingénieux et simple à l'aide duquel M. Duméril fait pratiquer les fumigations alcooliques dont nous avons parlé. Deux cerceaux étant préalablement disposés sous les couvertures, on place entre les jambes écartées du malade une coquille contenant une demi-once d'alcool; on abaisse les couvertures après avoir enflammé le liquide, et on ne l'éteint que dans le cas où la chaleur, devenue trop forte, serait insupportable pour le malade.

M. Broussais.

(Hôpital militaire du Val-de-Grâce.)

Dans les premiers jours de l'épidémie, M. Broussais ordonnait des boissons chaudes, non pas celles de camomille, de thé, etc. , qu'il a toujours jugées nuisibles, mais les infusions émollientes, de mauve ou d'althæa; il ne tarda pas, dit-il, à se convaincre, et par les déclarations des malades qui demandaient avec instance à boire froid, et par l'examen des cadavres, que l'usage, même de ces dernières, ne convenait pas. Il leur substitua alors les boissons froides que les malades prenaient avec plaisir, mais qui avaient l'inconvénient d'augmenter plutôt que de diminuer les évacuations. C'est ce qui le décida à retrancher toute boisson et à se borner à l'administration de la glace seulement. Lorsque les malades, ajoute-t-il, avaient de fortes évacuatious par le haut et par le bas, je leur faisais mettre dans la bouche des morceaux de glace, avec injonction de les avaler. Quand on voit la langue rougir, la peau se colorer et la cyanose disparaître, on peut les priver de la glace et leur donner des boissons en petite quantité.

M. Broussais veut qu'on rappelle artificiellement la chaleur, aux extrémités inférieures seulement. Il y a, selon lui, de l'inconvénient à accumuler le calorique sur la poitrine; il en résulte un étouffement qui gêne les malades, et dont ils cherchent ordinairement à se débarrasser en se découvrant.

La saignée, très utile dans la période du début, peut rarement être pratiquée lorsque l'asphyxie s'est manifestée, parce qu'alors le sang est peu fluide et d'une consistance qui se rapproche de celle de la gelée de groseilles. Il faut, dans cette circonstance, avoir recours à l'application des sangsues sur l'épigastre ou sur le bas-ventre. Leurs piqûres n'amènent pas d'abord le sang, mais à mesure que la réaction s'établit, soit naturellement, soit par l'effet de la glace et des cataplasmes dont on a soin de couvrir le ventre, le fluide s'écoule par les morsures, et cette évacuation, dans ce moment de la maladie, aide puissamment à la guérison. Il ne faut pas négliger non plus, lorsque la congestion se fait du côté du cerveau, de renouveler les applications de sangsues derrière les oreilles, aux tempes, sur le trajet des jugulaires; les extrémités inférieures sont couvertes de sinapismes, tandis que l'on met de la glace sur la tête.

Tout en restreignant beaucoup l'emploi des stimulans, M. Broussais ne les proscrit pas d'une manière absolue; il accorde qu'on donne un peu d'eau de Seltz ou d'éther aux malades qui tombent en syncope, après la saignée. Si le médecin remarque que le pouls soit défaillant, il peut faire usage d'un stimulus, pourvu, dit-il, que la glace soit prête, afin de modérer au besoin son action.

Quant aux lavemens narcotiques, nuisibles pendant que les intestins sont encore remplis de liquide, ce qu'on reconnaît à la matité du ventre, ils sont d'un usage indispensable, après des évacuations très copieuses, lorsque le ventre est sonore, endolori, que l'on remarque de l'agitation et du malaise. La dose d'opium varie nécessairement beaucoup : M. Broussais donne depuis six jusqu'à quarante gouttes de laudanum.

Comme moyen de combattre les prédispositions, ce médecin insiste beaucoup sur le régime. Lorsqu'une personne affectée d'irritabilité du canal digestif voit l'épidémie s'établir, elle doit commencer, dit-il, par diminuer ses alimens, par les diminuer au moins de moitié. C'est le traitement prophylactique.

« Il faut manger peu de végétaux, je ne dis pas qu'il faille s'en priver entièrement, mais il faut en manger fort peu, se nourrir avec des œufs et des viandes blanches, et ne pas boire dans l'intervalle des repas en grande quantité, et seulement si la soif vous prend; il faut être très modéré sur ce point.

» Il faut éviter toute fatigue violente et extraordinaire, éviter les communications sexuelles, qui déterminent facilement la maladie chez les sujets faibles.

» Il faut aussi se priver de fruits, et se priver le plus possible de laitage; ceci n'est pas absolu : il est des personnes qui digèrent facilement le lait; celles-là ne sont pas obligées d'y renoncer. Il en est d'autres que le lait dérange constamment et à qui il occasione presque toujours de la diarrhée, il est de même des personnes qui considèrent le café au lait comme leur purgatif diurne; ces personnes doivent s'en abstenir. »

Lorsqu'on peut traiter un cholérique dès le début, c'est-à-dire, dès l'apparition de la diarrhée, M. Broussais avance qu'on peut toujours se rendre facilement maître du mal; mais il regarde comme des demi-moyens l'emploi des astringens, des toniques et des narcotiques; il veut qu'on mette aussitôt le malade à une diète absolue, et qu'on fasse appliquer des sangsues à l'anus, si la douleur est au bas-ventre, ou bien à l'épigastre si son siége est à l'estomac. Il conseille aussi d'avoir recours à de copieuses saignées, et de donner aussitôt la glace.

M. Ranque, d'Orléans.

Traitement du choléra sporadique.

« Depuis 1822 jusqu'à ce jour, dit M. Ranque (extrait de la *Lancette française* du 31 mai 1831), j'ai eu à traiter près de quatre-vingts choléra-morbus. Dans ce nombre il s'en est trouvé soixante qui m'ont offert des symptômes si bénins, que je crois ne devoir en faire qu'une simple mention; mais ce sont les vingt autres que, à raison de la gravité des symptômes et de la rapidité de leur marche, j'assimile au choléra de l'Inde.

»Deux de mes choléra-morbus, qui n'étaient qu'au début, qui ne présentaient qu'un état nerveux intense, c'est-à-dire, des vomissemens, des déjections alvines involontaires très fréquentes, des souffrances vives dans les entrailles, sans aucune complication de phlegmasie, sans adynamie encore profonde, furent promptement guéris par l'application sur le ventre de l'épithème formulé de la manière suivante :

℞ Diachylum gommé,
  Emplâtre de ciguë, } de chaque 1 once 1/2.

»Faites ramollir cette masse dans l'eau chaude; ajoutez-y :

℞ Poudre de thériaque,   1 once.
  Camphre en poudre,   1 gros 1/2.
  Soufre en poudre,   1/2 gros.

»Faites du tout une masse mélangée; couvrez-en une peau ou une toile de grandeur suffisante pour la totalité du ventre, depuis l'épigastre inclusivement jusqu'au pubis.

»Avant d'appliquer cet épithème, saupoudrez-en la surface avec le mélange suivant :

℞ Tartrite antimonié de potasse,   1 gros 1/2.
  Camphre en poudre,   1 gros.
  Fleur de soufre,   1/2 gros.

» Retenez l'épithème sur le ventre à l'aide d'un bandage de corps; laissez-le pendant trois ou quatre jours sans être renouvelé, s'il y a amélioration des symptômes; dans le cas contraire, il devra être renouvelé le lendemain. Secondez les effets de ce topique par des frictions faites trois ou quatre fois le jour sur l'intérieur des cuisses, des jambes, et sur la partie lombaire du rachis, avec une cuillerée à bouche du liniment suivant :

♃ Eau de laurier-cerise,	2 onces.
Ether sulfurique,	1 once.
Extrait de belladone,	2 scrupules.

» Chez le plus grand nombre, huit heures s'étaient à peine écoulées après le traitement, que les malades commençaient à en éprouver un heureux effet : les vomissemens se calmaient, les déjections alvines devenaient moins fréquentes, les angoisses étaient plus supportables.

» Tant que les vomissemens persistaient, je ne permettais, de loin en loin, que quelques gorgées d'eau édulcorée. Le plus ordinairement, le lendemain les symptômes dangereux du choléra-morbus n'existaient plus; les malades ne ressentaient plus que l'extrême fatigue, effet ordinaire des violentes douleurs qu'ils avaient éprouvées, et un grand besoin de sommeil : ils s'y livraient avec bonheur. Bientôt l'appétit se manifestait, et en le satisfaisant avec circonspection , la convalescence ne tardait pas à être parfaite.

» Un retour aussi prompt à la santé, dans une affection si grave et si souvent pernicieuse, ne peut être attribué, suivant nous, qu'à l'effet de notre épithème et de notre liniment, puisque nous n'avions mis en usage que ces deux moyens, puisqu'il n'est pas de l'essence du choléra de cesser si promptement, puisque les substances qui composent l'épithème et le liniment sont énergiquement sédatives.

» Chez ceux qui se présentaient à moi étant atteints de cette maladie depuis quelques jours, et offrant alors tous les symptômes d'une adynamie profonde : pouls filiforme, sueur froide, contraction des mollets, décomposition des traits de la face; après avoir fait couvrir le ventre de mon épithème bien chaud et bien saupoudré, je faisais frictionner d'heure en heure l'intérieur des cuisses et des jambes, la région précordiale, avec le liniment suivant :

℞ Huile de camomille ,   2 parties.
 Teinture de bois de kina jaune , 1 partie.

» Chaque friction consommait environ une cuillerée à bouche du liniment ; on éloignait les frictions à mesure que la vitalité se rétablissait. Concurremment avec ce moyen, je faisais donner de l'eau d'orge fortement alicantée , c'est-à-dire, deux tiers de vin d'Alicante sur un tiers d'eau d'orge (cette potion se prenait par cuillerées , d'heure en heure).

» Il faut avoir été témoin de l'effet obtenu par ce concours de moyens, dans des cas désespérés , pour y croire. Le retour de la chaleur, le rétablissement du pouls, la cessation de l'adynamie, voilà les résultats qui avaient lieu tout au plus dans l'intervalle de vingt-quatre heures. J'ai pu les constater sur douze personnes ; une seule d'entre elles n'a pu être sauvée. »

M. Boisseau.

Après avoir passé en revue la liste immense des agens thérapeutiques mis en usage depuis Hippocrate jusqu'à nous , M. Boisseau expose son opinion particulière sur le traitement à employer dans le choléra-morbus.

Ce praticien divise le choléra en *léger*, *grave* et *mortel*.

Choléra léger. — Suite ordinaire d'une indigestion , cette nuance de choléra se dissipe quelquefois promptement et d'elle-même ; mais si les vomissemens et les déjections se répètent, si quelques accidens nerveux se manifestent, il ne faut pas hésiter à remédier à cet état, bien qu'il n'offre aucun danger immédiat.

Si le malade n'accuse que des douleurs abdominales, des applications de linges chauds seront faites sur le ventre; on prescrira un thé léger, très chaud, à prendre par cuillerées à bouche; des lavemens mucilagineux seront administrés.

S'il y a des nausées, on supprimera la boisson; mais les autres moyens seront employés.

Si les vomissemens ont lieu, la boisson sera également supprimée; on insistera sur les lavemens, et on augmentera leur action par l'addition de l'huile, de la manne ou d'un sel.

Si les déjections ont commencé, des lavemens simplement mucilagineux seront administrés, mais à des heures plus rapprochées que dans les circonstances précédentes.

Si des alimens intacts ou à demi-altérés sont rendus par la bouche, on se bornera à donner de l'eau tiède pour aider aux vomissemens.

Si la nature des vomissemens a déjà changé, c'est-à-dire, si le malade ne rend plus que des mucosités ou de la bile, on ne donnera aucune boisson; on remplacera les linges chauds par les fomentations émollientes et les cataplasmes mucilagineux.

Si enfin les vomissemens et les déjections ont cessé de tourmenter le malade à l'arrivée du médecin, celui-ci se bornera à ordonner une boisson gommeuse chaude, à prendre par petites doses, et les mêmes cataplasmes et fomentations.

La diète, le repos, le lit, seront recommandés dans toutes ces circonstances.

Si quelques accidens nerveux survenaient, des bains de pieds sinapisés, ou même des sinapismes aux jambes, seraient employés avec avantage.

Il arrive quelquefois que des vomissemens et des déjections de bile, de mucosité ou de sérosité, persistent à la suite de cette nuance du choléra. Dans ce cas, si le pouls est peu altéré, un bain tiède ou chaud sera conseillé ; si les évacuations sont bilieuses, on donnera l'eau acidulée, froide, légèrement sucrée, et à petites doses. Si, malgré ces moyens, les évacuations continuent, on placera quinze à vingt sangsues sur la région épigastrique.

Si le malade est pléthorique, que le pouls soit fréquent et plein, une saignée copieuse sera pratiquée sans délai.

2° *Choléra grave.* — Principalement caractérisé par la persistance des vomissemens et des déjections, alors même que tout aliment, toute boisson, ont été expulsés. Les évacuations deviennent alors de nature muqueuse ou séreuse ; les accidens nerveux sont presque constans, et revêtent la forme convulsive ou tétanique : quelquefois il y a stupeur.

Les moyens conseillés contre le choléra léger sont encore applicables ici; mais d'autres indications se présentent. S'il n'y a point de signe évident d'inflammation gastro-intestinale , on appliquera des cataplasmes laudanisés sur la région abdominale; on ne cherchera jamais à faire cesser directement les déjections; les lavemens seront continués. Si le malade est bien constitué , que la peau ne diffère point de l'état ordinaire , sauf la pâleur, une large saignée sera faite.

Si la plus légère amélioration succède à l'emploi de ces moyens, on s'abstiendra de donner l'opium. Les mains seront enveloppées de linges chauds si elles se refroidissent ; les pieds seront plongés dans l'eau chaude sinapisée ; on mettra le malade dans un bain, ou bien on lavera tout le corps avec de l'eau chaude alcoolisée ou vinaigrée, s'il y a refroidissement général.

On ne donnera jamais de lavemens opiacés.

Cependant, si les symptômes convulsifs ou tétaniques viennent à s'aggraver, si les évacuations sont toujours de nature muqueuse ou séreuse , et que l'abdomen ne devienne pas douloureux à la pression, on administrera l'opium gommeux à la dose d'un grain , dans une cuillerée à bouche d'infusion chaude de feuilles d'oranger ; la même dose sera donnée toutes les heures.

M. Boisseau improuve l'emploi du calomélas dans le choléra grave. Les raisons qu'il donne à l'appui de son opinion à cet égard sont puisées dans la saine physiologie, et de plus étayées par des chiffres.

Ce praticien proscrit également l'usage de l'éther et celui de l'ammoniaque ; les feuilles d'oranger, le thé, le tilleul, lui semblent préférables, administrés en infusion légère.

Dans les cas où il y a prostration, stupeur, des sinapismes seront appliqués aux membres inférieurs ; les boissons seront d'ailleurs les mêmes, et l'on s'abstiendra des préparations d'opium et des excitans internes.

Si la stupeur est due, non à la faiblesse, mais à une congestion cérébrale, on pratiquera une saignée au pied ou au bras, ou des sangsues seront posées à l'anus. Si le tube digestif est le siége d'une inflammation, on appliquera les sangsues à l'épigastre.

M. Boisseau ne prétend pas qu'il y ait toujours inflammation des voies alimentaires dans la maladie qui nous occupe, mais il pense que cet état se rencontre assez fréquemment pour qu'il y ait péril à employer dans aucun cas la méthode excitante.

3° *Choléra mortel.* — Sous ce nom, M. Boisseau désigne le choléra dans lequel la mort est imminente dès le début. Ici, tous les symptômes de la maladie s'aggravent rapidement : les extrémités deviennent froides, livides ; des crampes douloureuses tourmentent le malade; le pouls est petit, nul quelquefois ; la face est amaigrie, les yeux s'enfoncent ; la voix est éteinte.

Alors, suivant M. Boisseau, le sujet devra être plongé dans un bain d'eau chaude vinaigrée, alcoolisée ou sinapisée. La peau ayant été essuyée avec des linges chauds au sortir du bain, on pratiquera des frictions avec une flanelle ou une brosse douce ; on enveloppera les pieds de cataplasmes de moutarde; les mollets seront frictionnés avec le liniment ammoniacal, le ventre sera couvert d'un emplâtre ou d'un cataplasme saupoudré de plusieurs grains d'émétique.

S'il y a réaction, c'est-à-dire, si le malade se ranime, on pourra pratiquer une saignée, mais cette saignée ne sera abondante qu'autant que la réaction sera assez vive pour présenter quelque danger. Les boissons devront être chaudes et légèrement aromatiques jusqu'à ce que le malade témoigne le désir d'en avoir de différentes ; on pourra les rendre plus actives, s'il est besoin, par l'addition de quelques gouttes d'éther; on continuera l'emploi des rubéfians ou des vésicans, si l'on craint que les phénomènes de la réaction ne viennent à se suspendre.

Si les évacuations multipliées s'accompagnent de symptômes tellement graves que la vie du malade semble prête à s'éteindre, on aidera aux moyens dont nous venons de parler par une saignée générale, si elle est possible, et on donnera l'opium dans l'eau gommée chaude ou froide, selon l'état de la peau.

L'eau bouillante, les moxas, le cautère actuel même, pourront être employés dans les cas où la réaction n'est amenée par aucun autre moyen.

Si l'on parvient à établir la réaction, il ne faut rien négliger pour la maintenir et la diriger. On suivra alors les indications tracées par les symptômes.

M. Jules Guérin.

Frictions mercurielles.

« De temps immémorial, dit ce médecin dans un article du journal dont il est le rédacteur en chef, de temps immémorial la ville d'Ydria, située dans l'Illyrie, a été préservée des grandes épidémies qui ont régné sur les points environnans. Naguère encore, tandis qu'à quelques lieues à la ronde le choléra-morbus exerçait ses ravages, elle fut seule préservée du fléau. Quel-

.ques personnes cherchant à se rendre compte de l'immunité dont jouissait la ville d'Ydria, ont cru en trouver la cause dans l'existence d'une mine très abondante de mercure qui en fait la principale richesse. Instruit de ce fait, je cherchai si, dans d'autres circonstances où le mercure serait en rapport fréquent avec l'économie, on pourrait faire des observations analogues. J'ai cherché dans les listes des personnes atteintes du choléra : aucun des malades déclarés n'appartenait aux établissemens où l'on fabrique des produits mercuriels, ni à ceux où on les met abondamment en usage, comme à l'étamage des glaces.

» Poussant plus loin mes investigations, je me suis assuré qu'aucun cas de choléra ne s'était manifesté dans ces lieux. A ces faits directs, joignant quelques indications tirées de l'emploi des frictions mercurielles dans certaines maladies, comme la fièvre puerpérale, la fièvre jaune, la peste, et la syphilis elle-même, auxquelles on reconnaît une cause spécifique, j'ai pensé qu'on pouvait tenter avec succès l'emploi des frictions mercurielles, associées à d'autres agens indiqués dans le traitement du choléra-morbus. »

Sur une femme qui présentait tous les symptômes du choléra le plus grave, M. Guérin, après avoir administré l'ipécacuanha (trente grains en trois doses), eut recours aux frictions mercurielles. On en faisait quatre par jour avec un gros et même un gros et demi chaque fois d'onguent mercuriel. A ce moyen on ajoutait l'emploi des boissons toniques excitantes froides, de la glace, et de quelques lavemens laudanisés. Au bout de trois jours, la malade était convalescente. Les frictions avaient été répétées chaque jour sans déterminer la salivation. Depuis, ce moyen a été plusieurs fois mis heureusement en usage, mais toujours concurremment avec l'ipécacuanha, car ce dernier médicament est, suivant M. Jules Guérin, l'agent le plus puissant de réaction. Voici, en résumé, comment il distribue son traitement :

D'abord frictions sèches, chaudes, aromatiques ; administration d'ipécacuanha à la dose de trente grains et plus. Aussitôt qu'il se manifeste de la réaction, frictions toutes les trois heures avec un ou deux gros d'onguent mercuriel double, sur l'épigastre, le ventre, la partie interne des cuisses ; à l'intérieur, une infusion de menthe à la glace, édulcorée avec le sirop d'écorce d'oranger. Si les crampes sont très fortes, on mêle à l'onguent mercuriel moitié cérat fortement opiacé (25 grains d'extrait d'opium par once d'axonge).

M. *Charles Masson.*

Vésicatoire rachidien.

« On trouvera peut-être plus tard un autre moyen d'agir sur la moelle épinière ; mais , jusqu'à présent , je n'ai rien trouvé de plus efficace contre ce mal terrible. *Jamais*, qu'on pèse bien ce mot , car il peint ma conviction ; *jamais* il ne résistera à ce moyen puissant. »

Ainsi s'exprime M. Masson dans une brochure récemment publiée sous forme épistolaire , et adressée à M. le professeur Fouquier.

Un cholérique expirait sous les yeux de ce praticien, réduit, comme tant d'autres , à la douloureuse contemplation d'une agonie contre laquelle l'art restait impuissant. Une pensée soudaine a traversé son esprit : souvent il observa les terribles effets de l'emploi de la noix vomique , et , dans les convulsions de l'infortuné qui se tord sur son lit de douleur, il retrouve des caractères analogues à ceux d'un empoisonnement de ce genre.

Le siége du mal serait-il dans la moelle épinière? les crampes, ce phénomène si constant, ne viennent-elles pas à l'appui de cette hypothèse? Mais comment rattacher les autres symptômes à cette théorie? comment expliquer la diarrhée, les vomissemens, cortége inévitable de tout choléra bien caractérisé ? Cherchera-t-on dans l'inflammation du tube digestif la raison de ces deux phénomènes, tandis que, dans un grand nombre de cadavres, aucune trace de phlogose ne s'est offerte à l'œil de l'observateur ?

« Si l'on se rappelle, dit M. Masson, que l'estomac et les intestins reçoivent leurs nerfs des anastomoses du grand sympathique avec les nerfs sortis de la moelle épinière, on se rendra facilement raison de ces phénomènes. On conçoit qu'agités par des mouvemens convulsifs analogues, autant que le permet la différence de structure, à ceux des membres, il doit en résulter une perturbation qui amène la diarrhée et le vomissement. »

Tous les symptômes du choléra trouvent ainsi, suivant M. Masson, leur explication rationnelle dans un trouble profond de l'innervation ; et, citant comme preuve concluante en faveur de son opinion l'instantanéité fréquente de la mort dans cette maladie, il demande aux partisans de l'école physiologique si jamais une phlegmasie intestinale fut aussi promptement mortelle.

Ainsi, considérant le choléra comme une affection de la moelle épinière et du grand sympathique, n'hésitant plus dans le choix de l'organe sur lequel il devait agir, M. Masson se mit à la recherche d'un moyen propre à remplir ses vues : il se décida bientôt pour le vésicatoire.

Chez les malades affectés de crampes, de diarrhée et de vomissemens de nature séreuse, il faisait appliquer un vésicatoire long et bordé de diachylon gommé sur le trajet des vertèbres, depuis la septième cervicale jusqu'à la partie inférieure du dos. Une friction avec l'acide acétique ou l'ammoniaque liquide était préalablement pratiquée, dans les cas très urgens.

Sous l'influence du vésicatoire, la douleur se manifestait au bout de quelques heures, le pouls se relevait, la peau redevenait chaude et halitueuse, les yeux et la face perdaient cet aspect particulier aux cholériques, la diarrhée et les crampes disparaissaient, et si les vomissemens persistaient, ils devenaient de nature bilieuse; un peu de glace était alors l'unique boisson du malade.

Dans la réaction faible, M. Masson donnait une boisson légèrement aromatique ou alcoolisée; mais ce moyen devait être administré avec prudence.

Lorsque la réaction était violente et qu'il y avait menace de congestion cérébrale, ce médecin n'hésitait pas à pratiquer une saignée.

Sur une *trentaine* de cholériques soumis à son traitement, M. Masson assure que *deux* seulement ont succombé. Nous pourrions en citer un troisième; mais nous devons dire que ce cas est postérieur à la publication de la brochure de ce praticien, et qu'il fut appelé auprès du malade dont il s'agit à une époque où toute autre méthode eût probablement échoué.

M. *Coster*.

Inspiration de l'oxygène.

Ce médecin pense que les fonctions du nerf pneumo-gastrique sont les premières modifiées dans le choléra, quelle que soit d'ailleurs la cause de cette affection : ainsi s'expliquent pour lui l'inaction des organes pulmonaires, le défaut d'hématose qui en devient la conséquence, et tous les désordres qui caractérisent cette maladie. Pour rendre au sang accumulé dans les poumons les qualités qu'il a perdues, il propose de faire respirer l'oxigène, non en petite quantité, mais à la dose d'un ou deux flacons, la proportion de ce gaz devant être de 3 pour 1 d'air atmosphérique. Suivant M. Coster, cette expérience a eu d'heureux résultats chez dix personnes qui s'y sont soumises. On joint à ce moyen l'application de vésicatoires sur la région épigastrique et sur les membres, et l'on donne la décoction de ratanhia glacée en boisson, et tiède en lavemens.

Ligature circulaire des membres dans le traitement
du choléra.

Nous empruntons à la *Gazette médicale* l'article
suivant, qui lui a été communiqué par M. le docteur Bertrand.

« Quelque diversité qu'il y ait jusqu'à ce jour
sur les causes et la nature du choléra spasmodique,
dit ce médecin, il me paraît extrêmement probable
que la ligature des membres doit avoir une influence salutaire contre les accidens du choléra.
Cette médication, aussi simple que puissante,
nous est enseignée par les maîtres de la science
contre des affections dont la gravité n'approche
pas de celle du choléra, mais dont plusieurs symptômes ont quelque ressemblance avec ceux de
cette cruelle maladie. Arétée, Galien, Alexandre
de Talles, et beaucoup d'autres depuis, l'ont appliquée avec succès à la cure des fièvres intermittentes ; Rhazès la recommande contre les nausées,
et Jean Platearius contre les vomissemens opiniâtres ; elle a quelquefois avantageusement combattu
des affections nerveuses rebelles.

» Si donc le désir d'être utile ne m'avait point
trop fasciné, si surtout le moyen que je propose
avait déjà répondu avantageusement à quelques
essais, j'adresserais, surtout aux habitans des cam-
pagnes, qui ne peuvent recevoir que tardivement

et souvent incomplètement les secours de la médecine, la recommandation suivante :

» Aussitôt que les symptômes précurseurs du choléra se manifestent, il faut se hâter d'appliquer autour de l'une des cuisses une bande de toile forte, large de deux doigts, et la serrer avec un tourniquet ou un simple morceau de bois, jusqu'à ce que le membre soit engourdi et violet. On laissera la ligature dans cet état pendant trois quarts d'heure ou une heure, après quoi on la desserrera lentement, et à mesure que le sang qu'elle retenait rentrera dans le torrent circulatoire ; on en appliquera une nouvelle, et de la même manière, à l'autre cuisse ; on continuera ainsi jusqu'à la cessation des premiers accidens ou jusqu'au retour de la chaleur. Cette pratique ne doit point faire négliger les moyens de caléfaction, ou les autres remèdes recommandés généralement et connus de tout le monde.

» En résumé, la ligature des membres s'oppose, dans les cas ordinaires, à la concentration des fluides sur les organes intérieurs ; elle rappelle le sang et la chaleur à la périphérie, elle peut faire cesser les vomissemens et les accidens nerveux ; opposera-t-elle au choléra débutant la même puissance de résistance ? La théorie a parlé, c'est à l'expérience de répondre. »

Il n'est pas à notre connaissance que le moyen

proposé par M. Bertrand ait été mis en usage jusqu'ici ; mais il nous est permis de conclure, par analogie, qu'il serait propre à calmer les crampes, puisque avec une simple compression, pratiquée vigoureusement à l'aide des mains au-dessus du membre affecté, il nous est souvent arrivé d'enrayer d'une manière instantanée les accidens nerveux dont ce membre était le siége.

M. Ampère.

Acide hydrophtorique.

Dans une de ses leçons au Collége de France, M. Ampère a conseillé l'application de l'acide hydrophtorique concentré sur la peau, comme un préservatif du choléra, se fondant sur ce que le phénomène caractéristique de cette maladie consiste dans l'affaiblissement de la vie des organes circulatoires et dans l'anéantissement des battemens du cœur, tandis que le phénomène contraire est la fièvre où toute cette vie est exaltée, où les battemens du cœur deviennent plus énergiques, où la circulation s'accélère. C'est donc, suivant M. Ampère, ce phénomène qu'il s'agit de produire pour combattre le premier, et telle est, en effet, l'action de l'acide hydrophtorique appliqué sur la peau. Ce liquide a d'ailleurs, sur les autres caustiques, le double avantage d'agir, appliqué en très petite quantité, et de pouvoir être manié plus facilement.

M. *Sérullas*.

Solution de protoxide d'azote.

Le protoxide d'azote jouit, comme on sait, des propriétés de l'oxygène, heureusement modifiées de manière à rendre son action moins irritante ; il produit, lorsqu'on le respire, une espèce d'ivresse qui lui a fait donner le nom de *gaz hilariant*. On a pu penser avec quelque probabilité, dit M. Sérullas, que son usage serait utile dans l'état *asphyxique* que présentent les cholériques. De l'eau dans laquelle on a fait dissoudre une moitié en volume de ce gaz, donnée en grande quantité aux cholériques, a paru produire de bons effets. Voici ce qu'on a observé sur huit malades qui en ont fait usage. Chacun d'eux a bu, dans l'espace de cinq à six heures, trois ou quatre litres de cette dissolution, légèrement édulcorée avec un sirop simple. Dans la journée, la chaleur s'est rétablie graduellement, la cyanose a disparu, les yeux sont redevenus brillans, mais les vomissemens n'ont pas cessé ; ils n'ont cédé qu'à l'emploi d'une autre médication. Ces faits méritent certainement de fixer l'attention des praticiens.

Urtication.

C'est à l'obligeance de notre ami M. Périer, chirurgien sous-aide, que nous devons les détails suivans sur une méthode trop peu connue, si l'on en juge par les résultats que nous allons exposer, et dont il nous est permis de garantir l'authenticité.

L'idée de cette médication fut suggérée à M. Léonard, médecin en chef de l'hôpital militaire de Valenciennes, par M. Belloc, l'un des sous-aides en exercice.

Sept hommes cholériques furent soumis à l'urtication, dans le service de M. Léonard. Chez les deux premiers, qui avaient présenté tous les accidens du choléra le plus intense, la vie semblait près de s'éteindre, lorsqu'on eut recours à ce moyen. La fustigation avec les orties (*urtica urens*) fut alors pratiquée, et les malades furent couchés dans des lits préalablement garnis de feuilles de cette plante. A dater de ce moment, la réaction s'opéra, et l'on fut même obligé d'en modérer l'activité. Aucun accident ne vint ralentir la convalescence, bientôt suivie d'un rétablissement complet.

Le troisième malade, qui subit l'urtication, était un homme d'une constitution athlétique, et remarquable par son embonpoint : chez lui, les symptômes cholériques avaient marché avec une extrême rapidité. Appliqué dans la période de froid, et alors que déjà la circulation semblait suspendue, ce moyen resta sans effet. M. Léonard attribue cet insuccès à la présence d'une épaisse couche de graisse masquant complètement, chez cet homme, les systèmes nerveux et sanguin, et il se fonde, dans cette opinion, sur ce que, malgré plusieurs fustigations successives, aucun exanthème ne se développa à la surface de la peau, comme chez les précédens.

Sur le quatrième malade, que de graves accidens avaient rapidement épuisé, la fustigation échoua complètement.

Chez le cinquième, qui présentait les symptômes les plus effrayans, l'urtication fut appliquée pendant la période de froid, et lorsque déjà le pouls n'était plus appréciable. Sous l'influence de ce moyen, la réaction ne tarda pas à se manifester, la circulation se rétablit, la cyanose disparut, et tout semblait annoncer la guérison, lorsque, deux jours après, un hoquet opiniâtre, des selles sanguinolentes, vinrent de nouveau mettre en danger les jours du malade, qui expira au bout de trente-six heures. A l'autopsie, le tube digestif offrit, dans toute son étendue, l'inflammation la plus intense; un demi-litre environ de sang fut recueilli dans son intérieur. Du reste, on n'observa aucune des altérations que présentent ordinairement les cadavres des cholériques. Ainsi, les intestins ne contenaient pas la matière blanche pultacée dont la présence est un phénomène si constant dans cette maladie ; au lieu d'être vide et contractée, la vessie renfermait une certaine quantité d'urine, etc. Il est donc permis de croire que tous les accidens cholériques avaient été dissipés lorsque cet homme fut atteint de la gastro-entérite aiguë à laquelle il succomba.

Le sixième malade était parvenu à la période bleue ou algide, lorsqu'il fut soumis à l'urtication. La réaction ne tarda pas à paraître ; mais, comme elle ne se soutint pas au-delà de deux heures, on renouvela l'emploi du même moyen, suivi cette fois d'une réaction durable, et d'une prompte convalescence.

Chez le cholérique qui fait le sujet de la septième et dernière observation, la mort semblait imminente au moment où l'on eut recours à la fustigation par les orties. Néanmoins, la réaction eut lieu, les symptômes s'amendèrent ; et, si les accidens d'une gastro-entérite violente ne se fussent manifestés, on peut croire qu'un succès de plus eût milité en faveur de la méthode employée par M. Léonard.

Non seulement la douleur que provoque la piqûre de l'ortie, chez l'homme en santé, n'est pas perçue au même degré par les cholériques, mais encore ils semblent éprouver une sensation de bien-être qu'ils manifestent par leurs paroles ou leurs gestes, indiquant eux-mêmes les régions épargnées, et appelant ainsi la fustigation dans laquelle ils trouvent une sorte de soulagement, ou tout au moins une puissante diversion à leurs souffrances. C'est encore à M. Périer que nous devons la connaissance de cette particularité remarquable.

ACADÉMIE DE MÉDECINE.

INSTRUCTION PRATIQUE

SUR LE CHOLÉRA-MORBUS.

Rédigée par une commission choisie parmi les membres de cette société savante, l'instruction pratique contient d'excellens conseils que nous allons rapporter presque textuellement.

La simple influence épidémique ressentie, dit le rapporteur, est une indisposition plutôt qu'une maladie. Elle n'a guère demandé que des soins hygiéniques généraux. On a pu continuer de vaquer à ses occupations. On a évité le froid et l'humidité des nuits et des matinées. On a mangé moins que d'habitude, et l'on a été sévère pour le choix des alimens. On a pris tous les matins tantôt une infusion théiforme légèrement aromatique ou amère, tantôt une décoction mucilagineuse rafraîchissante, et l'on a ainsi traversé l'épidémie sans autre mauvaise fortune.

Dans le plus grand nombre des cas, on a vu se dessiner le choléra, au premier degré de son intensité, que l'on a désigné sous le nom de cholérine.

C'est contre cette phase de la maladie que les secours de l'art ont été efficaces, parce qu'ils étaient invoqués à temps.

Chez les personnes jeunes, robustes, de constitution pléthorique, disposées d'ailleurs aux phlegmasies, les émissions sanguines par la lancette et par les sangsues ont eu d'immenses avantages.

Le repos du lit, des boissons adoucissantes mucilagineuses, végétales plutôt qu'animales, froides plutôt que chaudes, telles que l'eau gommée, l'eau gazeuse, la glace pure ou des sortes de sorbets à l'eau simplement sucrée, ont été très salutaires. En général, il y avait avantage à donner les boissons en très petite quantité.

Si, sous l'influence de ces conditions pathologiques, le corps tendait à se refroidir, on avait recours aux bains tièdes de courte durée, et donnés avec les précautions voulues. On a vu quelquefois les bains trop chauds, trop prolongés, trop multipliés, augmenter la diarrhée.

Des frictions de toutes les sortes, le calorique augmenté autour du corps des malades par des moyens divers, des infusions théiformes légèrement aromatiques, ont fait cesser la tendance déjà marquée dans cette période à une vicieuse concentration et même au refroidissement; que si, par suite de cette concentration, le pouls venait à se ralentir, si la diarrhée augmentait, on appliquait alors des cataplasmes sinapisés.

Lorsque les malades atteints ne présentaient ni dans leur organisation, ni dans l'ensemble des phénomènes, les indices de l'état inflammatoire, ni les signes de la prédominance nerveuse; quand ils étaient d'un tempérament lymphatique muqueux; lorsque la langue était molle, épaisse, humide, recouverte d'un enduit jaunâtre, alors on a donné l'ipécacuanha: et, à la suite de ce moyen, on a vu souvent les vomissemens liquides, blanchâtres, floconneux, se changer en vomissemens bilieux, la diarrhée prendre le même caractère ou même cesser entièrement, les transpirations s'établir, les forces se ranimer, et le malade entrer en convalescence.

Trop souvent on a vu se prononcer la période algide, soit qu'elle ait été devancée par ce premier degré du choléra, dont une série plus ou moins nombreuse de symptômes lui servait de prodromes; soit qu'elle ait paru subitement et sans signes précurseurs.

Dans l'un comme dans l'autre cas, il a fallu, par tous les moyens possibles, réchauffer le corps du malade. Des bains de vapeurs conduits dans le lit, des briques chaudes, des sachets remplis de sable ou de son chauffés, des bouteilles de grès pleines d'eau bouillante, atteignent assez bien ce but.

Mais en vain, dans ces cas, on se serait borné à élever la température du malade ; de tels soins eussent été insuffisans ; on ne faisait guère que réchauffer un cadavre, si l'on ne parvenait en même temps à ranimer les forces vitales.

Dans cette période, on a donné avec beaucoup de succès la glace.

Bien des médecins ont redouté dans cet état de choses les excitans spiritueux, les toniques diffusibles, et ils ont donné alors le café léger et le thé. Quelques uns cependant se louent de l'usage du punch à la glace, des vins généreux, du Malaga surtout. Des potions cordiales, sous un petit volume, et dans lesquelles entraient à doses variées, l'éther, l'acétate d'ammoniaque, l'ammoniaque en liqueur, remplissaient la même indication.

Les excitations violentes de la peau sur tout le corps, et spécialement sur le trajet de la moelle épinière, à l'aide des vésicatoires, des sinapismes, des linimens ammoniacaux, de l'eau bouillante , du marteau brûlant, ont eu quelques succès.

Alors encore les bains chauds à la température de 28 à 3o et même 32 degrés, les cataplasmes bouillans ont été fréquemment employés.

Quelques praticiens ont eu recours aux émissions sanguines, soit générales, soit locales, même dans le fort de la période algide : et quand le sang a pu couler, soit par l'ouverture de la lancette, soit par la piqûre des sangsues, on a vu quelquefois les mouvemens se ranimer à la circonférence, la transpiration s'établir, et la maladie marcher progressivement vers la convalescence.

On a administré aussi l'ipécacuanha à haute dose durant cette période algide ou de concentration. Chez quelques individus, on a vu pour l'ipécacuanha ce qui a été observé pour la saignée ; c'est-à-dire que la nature restait inerte sous l'action de cette médication. Il n'y avait ni nausées, ni vomissemens.

Mais quand les vomissemens avaient lieu, lorsqu'ils étaient multipliés, rapprochés, violens, la peau se réchauffait, le visage s'animait, la sueur s'établissait, la diarrhée cessait, et le malade passait souvent de la situation la plus alarmante à un état favorable.

Si la réaction était modérée et suffisante, s'il survenait des sueurs halitueuses abondantes, si les symptômes cholériques s'amoindrissaient successivement, il fallait rester spectateur satisfait d'un tel état de choses.

Ce n'est que rarement qu'une marche aussi satisfaisante a eu lieu. Presque toujours alors la réaction était lente et faible, ou excessive et anomale.

Sous l'une et l'autre de ces deux modifications de la période œstueuse, ont apparu le plus ordinairement les symptômes typhoïdes.

Quand la réaction a été insuffisante et mal assurée, on avait encore à combattre en quelque sorte la période algide prolongée. Il fallait donc, suivant les indications, recommencer la série des moyens divers conseillés contre cette période.

Il n'a pas été rare d'avoir à lutter contre les accidens d'une réaction exagérée, irrégulière. Les malades étaient menacés alors de congestions cérébrales, pulmonaires, abdominales; alors aussi on a vu survenir des symptômes typhoïdes d'intensité variable.

On a pu modérer ce travail de réaction en tenant le malade au milieu d'une température peu élevée, et en lui faisant respirer un air convenablement renouvelé.

Alors il a fallu recourir aussi aux saignées générales, et plus souvent encore à des émissions sanguines locales, dans le but de remédier aux congestions qui tendaient à se former.

Les applications de glace sur la tête, mais prolongées six, sept, huit heures de suite, produisaient de salutaires effets. Il faut en dire autant des cataplasmes émolliens, soit simples, soit laudanisés, des fomentations de même nature, et même des vésicatoires et des sinapismes aux extrémités.

On donnait des boissons rafraîchissantes à la température de la chambre du malade.

Les boissons à la glace et la glace elle-même complétaient la série des moyens à l'aide desquels on a combattu ce genre d'accidens.

Dans le cours plus ou moins prolongé de chacun des cas de cette effroyable maladie, on a eu souvent à s'occuper du traitement spécial de quelques symptômes, dont la persistance n'ajoutait pas peu aux fatigues, aux douleurs et aux dangers de la maladie générale.

Le plus constant de ces symptômes a été sans contredit la diarrhée. Quand, avec ce symptôme, il existait des douleurs et des irritations abdominales, des sangsues appliquées à l'anus ont été d'un grand secours.

On a aussi opposé à la diarrhée la décoction blanche de Sydenham, l'eau de riz frappée de glace, la glace elle-même, l'extrait ou la décoction de ratanhia, diverses préparations d'opium, en pilules surtout, ou du moins sous un très petit volume; quand on les administrait en potions, on les donnait à haute dose.

Disons cependant que dans quelques circonstances les préparations d'opium, et surtout le laudanum de Sydenham, tout en suspendant la diarrhée, avaient l'inconvénient de reproduire les vomissemens.

Des quarts de lavement avec la décoction de ratanhia, avec des solutions amilacées, soit simples, soit unies à l'opium, étaient fort utiles.

A l'extérieur, on a fait un usage fréquent des sinapismes promenés sur les extrémités inférieures, appliqués même sur tout le bas-ventre. Ces moyens n'avaient pas une moindre efficacité pour arrêter les vomissemens, sans compter qu'ils tendaient en même temps à exciter, provoquer le retour des forces, et à ranimer la circulation.

Dans l'intention de modérer la diarrhée, on a donné le charbon végétal en poudre très fine, à la dose de demi-gros par heure : sous l'action de ce moyen, les selles ne tardaient pas à diminuer; elles ne tardaient pas surtout à perdre leur caractère cholérique, et à devenir purement bilieuses.

Pour faire cesser la cardialgie et les vomissemens, les révulsifs cutanés et la glace n'ont pas en moins de succès que pour arrêter la diarrhée. Ces deux moyens ont présenté, durant tout le cours de l'épidémie, l'avantage immense d'attaquer les deux symptômes qui constituent une des pénibles incommodités et l'un des pressans dangers de la maladie.

Les applications de sangsues à l'épigastre ont satisfait à l'indication dominante fournie par la cardialgie et par les vomissemens, quand il y avait d'ailleurs des symptômes d'irritation gastrique.

A titre de moyens spéciaux, on a, de plus, employé la potion anti-émétique de Rivière à haute dose, les préparations d'opium, l'eau gazeuse, et divers épithèmes réfrigérans ou narcotiques.

Les crampes tourmentaient cruellement les malades ; elles étaient poussées quelquefois jusqu'aux convulsions : aussi s'est-on hâté de les combattre par différens moyens.

Chez les individus jeunes et robustes, une large saignée et des bains à 28° ont eu de grands succès.

A l'intérieur, on a donné les préparations d'opium et le sous-nitrate de bismuth.

A l'extérieur, des embrocations anodines, ou même le laudanum pur, des cataplasmes émolliens et opiacés, des frictions avec l'essence de térébenthine, tantôt pure, tantôt associée au laudanum et à l'éther acétique ; les frictions de glace, les frictions sèches, les massage des membres.

La ligature circulaire des membres est aussi un moyen très spécial, à l'aide duquel on a souvent fait cesser les crampes ; mais elle a paru n'exercer qu'une action locale et n'avoir aucune influence salutaire sur la marche générale de la maladie. Au contraire, la saignée et les bains, la glace, les excitans cutanés, les linimens opiacés selon l'occurrence, remédiaient d'abord aux crampes, et répondaient d'ailleurs aux indications générales de la maladie.

Un assez grand nombre d'autres médicamens ont été employés isolément dans les périodes diverses du choléra. Les faits et le temps manquent à la juste appréciation de ces moyens ; aussi l'Académie veut-elle à peine les indiquer : tels, entre autres, le tartre stibié, l'hydrochlorate de soude, le musc, la valériane, l'oxigène, le chlore et le protoxide d'azote introduits dans les voies aériennes, l'électro-puncture, le galvanisme.

La convalescence des cholériques n'est point, dans le traitement de cette formidable maladie, une considération de médiocre importance. Ni les soins du médecin, ni la surveillance du malade, ne doivent se ralentir. A cette époque de la maladie, les efforts doivent avoir ce double but de régulariser la marche de cet état intermédiaire qui marque la transition de la maladie à la santé, et de prévenir le funeste accident des rechutes.

La perturbation profonde du système nerveux pendant la maladie, le trouble violent qu'a subi l'hématose, et l'altération spéciale des fonctions digestives, rendent suffisamment raison de la lenteur et des difficultés que les convalescences présentent à la suite du choléra. C'est aussi dans ces trois grandes considérations qu'il conviendra de puiser les règles générales de la conduite à tenir pour fixer le régime et régler le traitement de cette période.

Souvent, dans la convalescence, une faim insup portable était la conséquence d'une irritation gastrique persistante ; et c'est alors surtout que le régime alimentaire devait être très sévère.

Dans certains cas, l'abstinence prolongée ajoute encore à la débilité des organes digestifs. Il faut alors augmenter l'alimentation, mais toujours avec une sage réserve ; alors aussi l'eau de Seltz coupée avec du lait et prise par petites quantités, l'eau naturelle de Bonnes donnée avec des précautions semblables, et quelques amers légers, hâtent la convalescence.

La constipation prolongée est, dans la convalescence cholérique, un accident dont on doit s'occuper beaucoup. Sans doute il convient d'éviter les purgatifs dans la crainte fondée de reproduire la diarrhée : mais des masses de matières fécales retenues long-temps dans les intestins deviennent aussi une cause puissante d'irritation locale. On y remédiera par un régime convenable, par des lavemens appropriés, et, s'il le faut enfin, par des purgatifs très doux.

Lorsque, dans le cours de la convalescence, il survient des symptômes prononcés d'irritation et des indices de congestion locale quelconque, il faut avoir aussitôt en vue la possibilité de la rechute, et chercher à la prévenir par les moyens rationnellement indiqués.

Dans les cas nombreux de cette récrudescence de la maladie pendant la convalescence, les accidens ont été plus graves et plus intenses que lors de la première invasion. Il a fallu aussi les attaquer plus vivement, et leur opposer, mais avec encore plus d'énergie, la série des moyens indiqués pour la maladie elle-même, considérée dans ses formes et dans ses périodes variables.

A titre de moyens préservatifs, l'Académie n'a que peu de conseils à donner. Il faudrait être arrivé à des notions précises sur la nature et sur le mode d'action de la cause efficiente, spécifique du choléra, pour trouver des moyens efficaces de s'en garantir.

FIN.

TABLE.

DES DIVERS TRAITEMENS DU CHOLÉRA ÉPIDÉMIQUE.

FIN DE LA TABLE.